CONTRIBUTION

A

L'ÉTUDE PHYSIOLOGIQUE ET THÉRAPEUTIQUE

DU

CHLORHYDRATE DE KAIRINE

PAR

Emile GIRAT

DOCTEUR EN MÉDECINE DE LA FACULTÉ DE PARIS

ANCIEN EXTERNE DES HOPITAUX DE PARIS

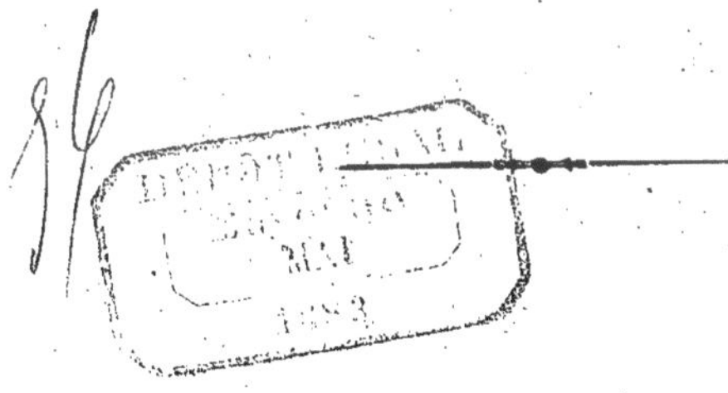

PARIS

ALPHONSE DERENNE

52, Boulevard Saint-Michel, 52

1883

CONTRIBUTION

A

L'ÉTUDE PHYSIOLOGIQUE ET THÉRAPEUTIQUE

DU

CHLORHYDRATE DE KAIRINE

PAR

Emile GIRAT

DOCTEUR EN MÉDECINE DE LA FACULTÉ DE PARIS

ANCIEN EXTERNE DES HOPITAUX DE PARIS

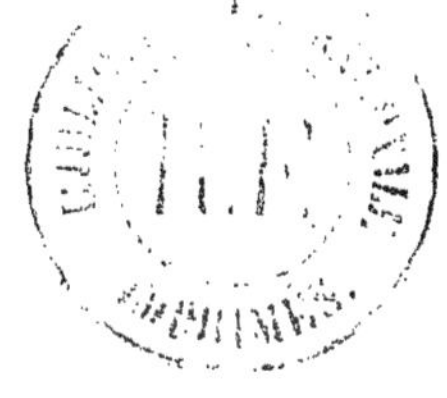

PARIS

ALPHONSE DERENNE

52, Boulevard Saint-Michel, 52

1883

A MA MÈRE ET A MON PÈRE

M. LE DOCTEUR GIRAT (de Neuvy-Saint-Sépulcre)

A MES PARENTS

A MES AMIS

CONTRIBUTION A L'ÉTUDE PHYSIOLOGIQUE ET THÉRAPEUTIQUE

DU

CHLORHYDRATE DE KAIRINE

CHAPITRE PREMIER

HISTORIQUE

La kairine et la kairoline sont deux corps nouveaux,
deux alcaloïdes dérivés de la quinoléine ($C^9 H^7 Az$) et dé-
couverts tout récemment en Allemagne par un privat do-
cent de chimie à l'université de Munich, M. Otto Fischer,
qui les a produits par synthèse dans les circonstances suivantes :

Partant de ce fait que la quinine est un dérivé de la
quinoléine (base contenue dans le goudron de houille), que
dans la molécule quinique, il y a, d'après les recherches
des chimistes, un noyau de quinoléine hydratée, MM. Fischer et Kœnigs de Munich se sont demandé si, en modi-
fiant diversement par synthèse la quinoléine hydratée, ils
ne parviendraient pas à obtenir des corps dont l'action fût
semblable à celle de la quinine. Ils entreprirent des expé-

Girat   2

riences dans ce but, et ils obtinrent ainsi par hydratation et oxydation, par annexion de groupes de méthyle ou de méthoxyle en différents points de la molécule hydratée de quinoléine une série relativement considérable de corps nouveaux.

M. le professeur Filehne (d'Erlangen) qui se chargea d'expérimenter ces préparations nouvelles reconnut que les dérivés hydratés de la quinoléine, capables de ramener là température fébrile à la température normale sans exercer d'action locale, sont ceux dont l'atome azoté est uni à l'atome carboné d'un groupe méthylique ou d'un groupe alcoolique quelconque. Cette action a été reconnue appartenir particulièrement à l'hydrure méthylique d'oxy-quinoléine, que M. Filehne a appelé kairine, et dont la formule est $C^{10}H^{13}AzO$, tandis que celle de la quinoléine est C^9H^7Az.

La kairoline qui ne diffère de la kairine que par la substitution d'un équivalent d'eau à un équivalent d'hydro-gène, a des propriétés analogues et est également active et utilisable. Seulement, elle offre encore de grandes difficultés de préparation et on ne peut se la procurer facilement.

Les premières recherches sur l'action de ces alcaloïdes ont été faites l'année dernière par le professeur Filehne. Elles ont porté sur les animaux et sur l'homme; mais ces dernières seules, croyons-nous, ont été publiées. En France, nous ne connaissons la question que grâce à l'analyse très complète que M. Ricklin vient de donner des deux articles publiés par le professeur allemand dans Berliner, Klin, Wochenschrifts et surtout au récent travail de M. Hallo-peau qui a résumé les connaissances acquises et apporté quelques faits nouveaux (1). Avant eux, M. le professeur Sée seul en avait fait mention dans son dernier discours à l'Académie. Dans ces conditions, il nous a paru intéressant d'établir dans notre thèse inaugurale l'état actuel de nos connaissances sur ce point, et, de contrôler en quelque sorte les résultats annoncés en Allemagne par les nouvelles observations que notre excellent maître M. Hallopeau a bien voulu nous communiquer et par les phénomènes observés chez les animaux que nous avons, en collaboration avec M. Hallopeau, soumis à l'action de la kairine.

C'est là une tâche difficile et nous n'espérons pas pouvoir traiter le sujet comme il conviendrait ni même apporter beaucoup de faits nouveaux. Il faudrait pour cela du temps et une expérience qui nous font défaut. Mais, nous avons cru néanmoins faire œuvre utile en étudiant ces deux puissants antipyrétiques, et nous laissons à d'autres plus autorisés le soin d'approfondir la question et d'en tirer tous les développements et toutes les conclusions qu'elle comporte. Nous serons heureux si l'on veut bien nous tenir compte de nos efforts, et, en attendant, nous tenons à rendre un public et respectueux hommage à notre vénéré et excellent maître M. le Dʳ Hallopeau pour les précieux conseils et l'aide bienveillant qu'il n'a cessé de nous prodiguer pendant la rédaction de ce travail. Qu'il veuille bien recevoir ici l'expression de notre reconnaissance.

Nous ne saurions non plus trop remercier M. Giraudeau, interne du service de M. Hallopeau, pour les observations qu'il nous a communiquées, ni MM. Vulpian et Bochefon-

1. Hallopeau. *Bulletin général de thérapeutique* (30 mars 1883).

taine qui ont bien voulu non-seulement nous offrir l'hospi-
talité dans le laboratoire de physiologie, mais nous aider
et de leurs conseils et de leur habileté expérimentale.

Enfin, qu'il nous soit permis de prier M. le professeur
Jaccoud d'agréer l'hommage de notre gratitude pour l'hon-
neur qu'il nous fait en acceptant la présidence de cette
thèse.

CHAPITRE II

PROPRIÉTÉS PHYSIQUES ET CHIMIQUES

Nous avons dit que le véritable nom de la kairine au point de vue de la composition chimique était *methylhydrure d'oxyquinoléine*. Pour plus de facilité d'élocution nous continuerons néanmoins à appeler cette substance du nom de *kairine* que lui a donné **M.** Filehne, et nous étudierons spécialement le composé qu'elle forme avec l'acide chlorhydrique. C'est en effet sur le *chlorhydrate de kairine* qu'ont presque exclusivement porté les essais thérapeutiques du professeur Filehne et c'est sous cette forme que nous avons administré le médicament aux animaux pour en étudier les effets et aux malades des quatre observations qui font le sujet de cette thèse.

Le chlorhydrate de kairine se présente sous la forme d'une poudre cristalline très fine et d'une *couleur* jaune paille. Examinés au microscope ces cristaux apparaissent comme des *lamelles imbriquées* les unes sur les autres et assez analogues comme forme à des écailles d'huitres.

L'odeur de la kairine est très faible ; **M.** Filehne la compare à celle de l'huile de gaiac ; selon nous, elle rappelerait d'une manière très atténuée l'odeur du musc.

Inspirée en très petite quantité dans le nez, la kairine détermine une sensation de chaleur, de picotement, et finalement l'éternuement.

Sa saveur est à la fois, amère, salée et très légèrement aromatique.

Quand on en place une petite pincée sur la langue, on éprouve d'abord une sensation de chaleur, puis de fraîcheur sans que que nous ayons constaté de rougeur locale au point de contact. Mais ce qui domine dans le chlorhydrate de kairine, c'est son amertume très prononcée. Aussi, selon la remarque du professeur allemand est-ce un médicament qui n'est pas du goût de tout le monde ; et, si quelques personnes n'éprouvent aucune sensation désagréable en en avalant une pincée, la plupart des malades le trouvent mauvais et le prennent avec peine.

Nous devons dire qu'après avoir goûté la kairine sans parti pris nous nous rangeons entièrement à l'avis de ces derniers.

De là découle une indication qu'on fera bien de ne pas négliger si l'on veut faire accepter ce médicament des malades c'est de s'efforcer d'en masquer l'amertume par un procédé quelconque.

L'enrobement dans du pain azyme est suffisant pour atteindre ce but, et nous paraît plus efficace que les potions additionnées de substances aromatiques.

Sa solubilité est très grande dans l'alcool et dans l'eau ; cependant pour obtenir une solution complète il nous a semblé qu'on ne devait pas dépasser trente à quarante centigrammes de kairine par centimètre cube d'eau distillée c'est-à-dire une solution au tiers.

La solution dans l'eau est de couleur pelure d'oignon, mais au bout de quelques jours elle fonce beaucoup et devient presque noire.

La kairine est insoluble dans l'éther et dans la glycérine ; il serait plus exact de dire pour ce dernier liquide que la kairine s'y dissout difficilement et lentement, les cristaux s'y désagrègent très bien, mais ne se dissolvent pas de suite, ce qui permet l'examen microscopique.

Il resterait à rechercher si la kairine possède des propriétés antifermentescibles et antiputrides ; les expériences que nous avons entreprises dans ce but n'ont pas donné de résultat.

CHAPITRE III

M. le professeur Filehne à qui nous devons tout ce que l'on sait actuellement sur l'emploi et les effets de la kairine, nous dit bien que des expériences ont été faites en Allemagne chez différents animaux, mais il ne parle pas des phénomènes observés.

De telle sorte que nous ignorons complétement l'action physiologique de ce médicament si ce n'est par ce qui a été observé chez l'homme à dose thérapeutique. C'est là une lacune regrettable et qu'il nous a paru urgent de combler dans les limites de nos moyens. Aussi, avons-nous, en collaboration avec nôtre excellent maître, M. Hallopeau, qui a bien voulu nous prêter son précieux concours, entrepris une série d'expériences dans le but d'élucider cette importante question.

Ces recherches sur l'action physiologique du chlorhydrate de kairine ont été faites chez des grenouilles, un cochon d'Inde, un lapin et un chien.

Nous allons examiner successivement les observations que nous avons recueillies en expérimentant chez ces différents animaux et nous essayerons d'en tirer les conclusions que les phénomènes observés nous paraîtront comporter.

I. — *Phénomènes observés chez les grenouilles kairinisées.*

On peut diviser les expériences que nous avons faites chez ces animaux en trois séries :

Dans la première nous avons commencé par donner des doses toxiques d'emblée pour diminuer progressivement et arriver à la dose physiologique dans des expériences ultérieures. Le mode d'introduction de la kairine a été l'injection sous-cutanée.

Nous nous sommes contenté de noter ce que nous étions à même de voir sans mutiler l'animal, de telle sorte que les phénomènes observés fussent sans conteste, dus à l'action du médicament.

La deuxième série avait pour but d'étudier l'action de la kairine introduite par la voie stomacale.

Enfin, dans la troisième, connaissant par les expériences précédentes, la dose nécessaire pour tuer une grenouille en un temps donné, nous avons mis le cœur à nu chez deux nouvelles grenouilles afin de mieux nous rendre compte des modifications que nous avions constatées dans notre première série d'expériences.

Première série. — Pour plus de facilité du dosage, nous avons fait une solution de kairine titrée de telle sorte que quatre divisions d'une seringue de Pravaz divisée en quarante divisions renfermassent 0 gr. 01 du médicament.

Observation I

Injection de 0,02 de kairine sous la peau de la cuisse gauche
d'une grenouille.

21 mars à 2 h. 50. — Injection de 8 divisions de la solution sous
la peau de la cuisse gauche.

3 h. — La grenouille est très affaissée, paresseuse ; elle reste sur
le dos sans opposer de mouvements spontanés.

3 h. — On ne perçoit plus les mouvements cardiaques à l'œil ;
on enfonce alors une aiguille très fine dans le cœur et aussitôt les
pulsations redeviennent manifestes mais elles sont très lentes (douze
par minute). La pince de Pulvermacher donne lieu à des contractions musculaires mais ces contractions sont notablement diminuées au
membre inférieur gauche (point injecté).

4 h. — Mouvements du cœur très faibles et très lents ; même
état de la contractilité musculaire. 4 h. 30. — Mort apparente.

Le lendemain 22 mars, mort réelle.

En résumé prostration considérable au bout de dix minutes ; diminution du nombre et de l'amplitude des pulsations cardiaques, diminution de la contractilité musculaire
du côté injecté, tels sont les phénomènes observés.

Observation II

Injection de 0,01 de kairine sous la peau de la cuisse droite.

Le 21 mars. — 2 h. 45. — Injection sous la peau de la cuisse
droite de quatre divisions de la solution.

2 h. 50. — La grenouille est affaissée ; ses pattes postérieures sont traînantes, étendues ; mise sur le dos elle y reste et ne réagit que faiblement pour essayer de se remettre sur le ventre.

3 h. — Elle reste immobile sur le dos. Les mouvements du cœur sont très ralentis.

3 h. 5. — On ne perçoit plus les battements cardiaques à l'œil ; encore quelques mouvements spontanés. Les battements redeviennent sensibles avec l'épingle ; ils sont de 28 par minute (la moyenne chez une grenouille normale est de 30 à 35).

3 h. 20. — Même état ; 28 pulsations.

3 h. 40. — Contractilité musculaire conservée à gauche, diminuée à droite surtout dans le membre inferieur où l'injection a été faite. La pince de Pulvermacher provoque même des mouvements généraux. Pas de mouvements de déglutition spontanés.

4 h. — La contractilité musculaire persiste toujours ; elle semble revenue dans le membre postérieur droit tout à l'heure paralysé.

4 h. 30. — Mort apparente, les mouvements du cœur sont insensibles même avec l'épingle. Pas de mouvements respiratoires ; on peut pincer la grenouille sans qu'elle réagisse, mais la contractilité musculaire persiste encore. Le lendemain mort réelle.

Nous ferons les mêmes remarques que pour l'observation précédente ; seulement la prostration est survenue plus tard ; les pulsations cardiaques également très diminuées comme force l'ont été moins comme nombre ; diminution, puis abolition de la respiration pulmonaire.

La mort est également survenue le lendemain.

OBSERVATION III

Injection de trois quarts de centigramme de kairine.

8 h. 45. — Injection au niveau du tarse droit de 3 divisions de la solution titrée.

8 h. 48. — La grenouille peine déjà à ramener le membre inférieur droit dans la flexion ; la jambe reste étendue sur la cuisse ; elle est flasque.

La grenouille fait quelques efforts pour sortir du bocal.

8 h. 45. — Elle est déjà paresseuse, le membre postérieur droit traîne toujours ; la patte antérieure droite est également étendue ; mise sur le dos la grenouille se relève aussitôt. OEil bon. R = 100.

8 h. 55. — Tête relevée ; l'animal ne peut pas fléchir sa jambe. Yeux ouverts, réflexe cornéen conservé, pupilles normales. R = 76.

9 h. — *Contracture* du pied sur la jambe du côté droit ; la grenouille est de plus en plus étourdie ; mise sur le dos elle est très longue à se redresser. Raideur de l'articulation tibio-fémorale mais moindre que celle du tarse.

9 h. 5 — La tête touche maintenant le fond du bocal.

9 h. 8 — Les membres postérieurs sont étendus, paresseux. Je les pique tous les deux : le droit ne réagit pas, le gauche est ramené péniblement et lentement dans la flexion. R = 56.

9 h. 13. — La grenouille reste sur le dos. La respiration pulmonaire est presqu'abolie. P = 44.

9 h. 15. — Contracture du pied dans l'extension ; la jambe est en demi flexion sur la cuisse.

9 h. 20. — Pupilles rétrécies de moitié ; tête affaissée ; pas de contracture de la mâchoire ; quelques mouvements de déglutition.

9 h. 25. — La grenouille se remet sur le ventre ; pupilles très contractées, la contracture a cessé au genou mais persiste au tarse ; sensibilité toujours très obtuse à droite. R = 80.

9 h. 30. — Avec la pince de Pulvermacher, réactions musculaires conservées en général, diminuées à droite. Dès qu'on la touche avec les deux pointes de la pince la grenouille retire vivement sa patte gauche; à droite, la flexion de la cuisse se fait assez bien, mais l'animal ne peut fléchir le pied où il subsiste de la raideur.

Soulevée par la patte postérieure gauche, la grenouille réagit; par la patte postérieure droite, elle reste suspendue, immobile.

9 h. 35. — P = 60, parois du ventre flasques.

9 h. 40. — P = 60. La sensibilité commence à revenir à droite; la grenouille semble un peu mieux, elle se remet seule sur le ventre; la jambe est toujours traînante, mais la cuisse droite se fléchit bien, pupilles très contractées. La tête est légèrement deviée à droite.

10 h. — Immobilité complète; réflexes conservés; sensibilité diminuée à droite; pied toujours contracté. Ventre flasque. R = 68.

10 h. 5. — Réaction musculaire moindre à droite.

Quelques mouvements spontanés; progression en avant; le membre postérieur droit est toujours traînant mais la raideur du tarse a diminué.

10 h. 30. — Toujours un peu de contracture du tarse; sensibilité obtuse presqu'abolie à la piqûure du côté droit, yeux presque fermés, pupilles contractées; reflexe cornéen conservé.

10 h. 35. — La pince galvanique donne des réactions même à droite (la grenouille ramène sa patte dans la flexion). Plus de contracture sauf un peu de raideur au tarse droit. R = 60 P = 44, prostration persiste.

10 h. 45. — Membre inférieur droit toujours paresseux mais quand on le pince un peu fort, la grenouille le ramène dans la flexion sauf le pied qui est en demi flexion sur la jambe. Ventre flasque, pupilles contractées. P = 40.

11 h. 5. — La pince de Pulvermacher donne des réactions musculaires des deux côtés mais plus fortes à gauche; elle détermine en outre à gauche des mouvements généraux.

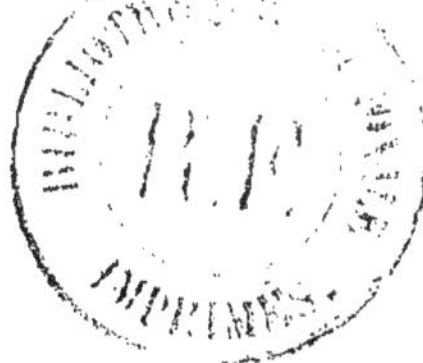

Immobilité sur le dos. R. = 0, piqûre détermine à droite rien, à gauche des mouvements de déglutition.

11 h. 10. — P = 48.

11 h. 20. — R. plus fréquente, intermittente = 36, P = 40 très faible, immobilité.

2 h. de l'après-midi. — Immobilité sur le dos ; quelques mouvements de déglutition spontanés. Réactions musculaires des deux côtés, yeux voilés, demi fermés, tête basse ; même état qu'à 11 h. 20.

4 h. — Mort.

On note ici un phénomène de contracture, de raideur des articulations près desquelles a été faite l'injection. L'action sur le cœur a été moins rapide et moins violente ; ce n'est que longtemps après l'injection que l'immobilité complète est survenue. Ici encore anesthésie et paralysie à peu près complète du membre injecté. La grenouille cependant meurt dans la soirée.

OBSERVATION IV

Grenouille toute petite. — Injection de un demi centigramme de kairine.

9 h. 50. — Injection à la jambe gauche. R 128, cherche à fuir.

9 h. 55. — Patte gauche commence à traîner. Contracture du tarse. Le pied est dans l'extension. Raideur incomplète du genou dans la flexion. Ne reste pas sur le dos. R = 100.

10 h. 5. — R = 60 irrégulières, intermittentes.

10 h. 10. — Reste sur le dos, pas de mouvements spontanés. R = 0 ; essaye en vain de se remettre sur le ventre. Sensibilité abolie membre postérieur gauche, conservée ailleurs. Contracture du genou dans la demi flexion et du tarse dans l'extension.

10 h. 15. — P = 20 très faibles; R. très rares; pupilles rétrécies.

10 h. 20. — P. semblent nulles même à l'épingle. Avec la pince galvanique, les réactions sont diminuées en général, très affaiblies à gauche.

Même état de contracture, ventre flasque; sensibilité abolie membre postérieur gauche.

10 h. 25. — Quelques mouvements spontanés. R. rares. P = 24.

10 h. 40. — Immobilité sur le dos; contracture même état; quelques mouvements spontanés. P = 12 sensibilité abolie à gauche, faible ailleurs mais conservée. Ventre flasque. R. rares.

10 h. 55. — Pincement, membre postérieur gauche rien; à droite réaction assez vive, mouvements généraux. Réactions musculaires faibles à gauche avec la pince galvanique.

11 h. 15. — Pincement, à droite mouvements généraux, à gauche, rien. P = 0 à l'œil. Mort apparente.

2 heures. — Mort apparente, pied contracté dans l'extension; pince galvanique, réactions musculaires très faibles; pas de mouvements de déglutition. P = 0. Mort réelle à 4 heures.

En somme, diminution considérable du nombre et surtout de la force des pulsations cardiaques; diminution progressive des mouvements de déglutition; paralysie et anesthésie du côté injecté, pupilles rétrécies, phénomènes de contracture. Bien que la grenouille fût toute petite la dose de un demi centigramme de kairine a mis près de vingt minutes (de 9 h. 50 à 10 h. 10) pour plonger la grenouille dans l'état de prostration et d'immobilité où nous avons vu arriver en un temps beaucoup plus court les grenouilles des expériences précédentes.

Observation V

22 mars. — 2 h. 5. — Injection de une division de la seringue à la cuisse droite.

Au bout de deux minutes, essaye de fuir, se relève ; la colonne vertébrale est courbée un instant.

2 h. 50. — Prostration commence ; membre postérieur droit traîne ; les pupilles sont déjà contractées.

3 h. 5. — Prostrée, mais reste sur le dos ; yeux demi-fermés, pupilles contractées, cuisse droite écartée du tronc, la jambe et le pied droit sont comme de l'autre côté.

Quelques mouvements spontanés de déglutition, sensibilité conservée en général, diminuée au membre postérieur droit.

L'animal essaye de sauter. Soulevé par membre postérieur gauche, il réagit, par membre postérieur droit, il reste immobile.

3 h. 10. — Tête basse. R. = 40.

Pince galvanique donne des réactions musculaires assez vives, placée sur le dos, la grenouille se relève difficilement. Mouvements spontanés, pas de contracture ; le membre inférieur droit est moins traînant. Ventre flasque, sensibilité toujours diminuée à droite.

3 h. 15. — P. = 44 visibles à l'œil ; reste dans la position où on la met. Réflexe cornéen conservé, mouvements du côté gauche.

3 h. 30. — P. = 42. Mouvements spontanés, paralysie incomplète du membre inférieur droit. La prostration est toujours très grande.

Le surlendemain (24 mars), mort réelle.

L'immobilité n'est obtenue qu'au bout d'une demi-heure (2 h. 45 à 3 h. 15). Les pulsations restent fréquentes et fortes contrairement aux expériences précédentes.

La paralysie est incomplète du côté injecté ; la sensibilité n'est pas abolie mais simplement diminuée. Enfin la mort n'arrive que le surlendemain.

OBSERVATION VI

2 h. 45. — Instillation dans la bouche de 0,01 de kairine.

2 h. 50. — La grenouille est déjà aplatie ; reste sur le dos immobile ; yeux demi-fermés ; pas de mouvements de déglutition.

3. — Immobilité complète. Déjection d'œufs noirâtres R = 0; P = 16 .Ventre ballonné.

3 h. 5. — La pince galvanique donne des réactions très faibles. On peut pincer très fort l'animal sans qu'il réagisse. Pas de contracture.

3 h. 30. — Mort apparente, à la vue P = 24 à l'aiguille.

4 h. 15. — Même état. La mort réelle arrive à 4 h. 30.

La prostration et la mort sont survenues aussi vite qu'avec une dose égale en injection sous-cutanée. Il est vrai que la grenouille était toute petite. Comme phénomènes particuliers, nous avons simplement noté une déjection d'œufs noirâtres et le ballonnement du ventre ; pas de contracture ni de paralysie localisée.

OBSERVATION VII

Le 23 mars à 2 h. 20. — Injection de 0,01 de kairine chez une grosse grenouille dont le cœur est mis à nu ; P = 32 ; R = 48.

2 h. 25. — P = 28; R = 32.

Pupilles contractées; le cœur est globuleux, petit, il se remplit peu de sang; l'oreillette gauche surtout.

2 h. 30. — P = 24; R. rares.

Le cœur est encore plus petit qu'à 2 h. 25.

2 h. 45. — P = 20 ; R = 0.

2 h. 50. — P = 20 pas d'irrégularités; le cœur ne se remplit presque plus ; R = 0.

2 h. 55. — Anesthésie et paralysie du côté injecté; le cœur est presque exsangue; l'oreillette droite ne se remplit maintenant pas beaucoup plus que la gauche.

3 h. — P = 16. Le cœur est tout petit; le ventricule est excessivement pâle surtout au moment de la systole.

3 h. 5. — Même état. R = 16.

3 h. 10. — P = 16. C'est maintenant l'oreillette gauche qui semble se remplir le plus.

3 h. 15. — Même état; pouls régulier très faible, très lent.

3 h. 20. — P = 16.

3 h. 40. — Le cœur reste moins longtemps pâle, mais il est toujours très petit. P = 16. La patte postérieure gauche est paralysée.

3 h. 50. — P = 16. La mort réelle survient le 24.

Observation VIII

Avant l'injection R = 36. P = 52, cœur à nu.

Le 23 mars à 2 h. 50. — Injection de huit divisions de la seringue sous les deux cuisses d'une grosse grenouille.

2 h. 55. — P = 36. Le cœur se dilate déjà un peu moins; il reste pâle plus longtemps ; les systoles paraissent prolongées par rapport aux diastoles.

3 h. — Cœur globuleux ; notablement diminué de volume. P = 36.

3 h. 5. — L'oreillette droite se remplit mieux que la gauche; le cœur est très diminué de volume mais très peu décoloré.

3 h. 10. — Parésie des deux membres postérieurs. P = 24. Le cœur n'est presque pas décoloré.

3 h. 20. — P = 20. Cœur petit, les deux oreillettes paraissent se remplir également.

3 h. 25. — P = 16.

3 h. 40. — Même état; train postérieur paralysé. P = 12.

24 mars. — Mort réelle.

Ces deux observations nous semblent tout à fait concluantes relativement à l'action de la kairine sur le cœur.

Toutes deux montrent que sous l'influence de ce médicament le cœur a diminué de volume, est devenu globuleux et dans un cas presque exsangue.

Nous n'avons pas noté d'irrégularités du cœur mais le rhythme des battements nous a paru un peu changé en ce sens que les systoles duraient plus longtemps par rapport aux diastoles. Dans les 2 cas l'oreillette gauche qui reçoit le sang artériel venant des poumons s'est pendant quelques minutes d'abord moins remplie que l'oreillette droite comme s'il y avait une sorte de stase momentanée et plus prononcée de la circulation pulmonaire.

Le nombre des pulsations a d'ailleurs notablement diminué. Chez la première grenouille 0,01 de kairine a suffi pour le faire descendre de 32 à 16 par minute.

Chez la deuxième l'action a encore été plus marquée puisqu'après avoir présenté 52 pulsations à la minute avant l'expérience son cœur ne battait plus que 12 fois trente-cinq minutes après l'absorption de 0,02.

Les mouvements de déglutition ont diminué dans des proportions plus considérables et ont même été suspendus.

Nous retrouvons encore dans ces 2 observations l'anesthésie et la paralysie que nous avons déjà signalées sur les membres où avaient été faites nos précédentes injections.

CONCLUSIONS

De tout ceci nous croyons pouvoir conclure :

1° Que des doses très faibles (1/2 à 1/4 de centigramme) sont *toxiques* chez les grenouilles.

2° Dans tous les cas le *cœur* a été atteint ; les pulsations sont devenues plus rares et moins énergiques mais sont restées régulières.

3° La *respiration* pulmonaire a été rapidement abolie.

4° Les phénomènes de *prostration*, d'immobilité sont survenus d'une manière constante et d'autant plus vite que la dose était plus élevée.

Leur apparition a varié de quelques minutes (avec 1 et 2 centigrammes) à près de une demi-heure (avec 1/4 de centigramme).

5° Le membre où les injections ont été pratiquées nous a paru toujours plus ou moins *paralysé*, flasque et inerte avec de hautes doses (1 et 2 centigrammes), contracturé avec des doses plus faibles (1/2 et 1/4 de centigramme).

6° La *sensibilité* abolie dans le membre injecté et en général par tout le corps chez les grenouilles intoxiquées par des doses fortes n'a été que diminuée, même sur le membre injecté, quand nous avons fait usage de doses plus faibles (1/2 et 1/4 de centigramme).

7° Quant aux *réactions musculaires*, elles ont été toujours observées mais se sont montrées d'autant plus faibles que la dose de kairine injectée était plus élevée, et toujours moins intenses au membre injecté que sur le reste du corps.

8° Dans tous les cas nous avons noté du *myosis*. Si nous nous en rapportons à la seule expérience où nous avons introduit la kairine par le *tube digestif*, nous pouvons ajouter que le médicament est très vite absorbé par cette voie et qu'il est presqu'aussi actif. Il est vrai que la grenouille était toute petite et la dose de 1 centigramme. L'animal a été rapidement plongé dans une mort apparente ; nous n'avons pas observé de paralysie localisée ni de contracture, ce qui semble bien indiquer que ce sont là des phénomènes dus à une action locale.

II. — *Phénomènes physiologiques observés chez le cobaye.*

Observation IX

Cobaye poids=510 grammes. Pouls très fréquent ; température 39°,5.

Le 22 mars à 3 h. 25. — Injection d'une seringue et demie de Pravaz de la solution titrée de kairine soit 0, gr. 15 aux deux pattes de derrière.

3 h. 38. — L'animal tombe sur le train postérieur du côté droit.

3 h. 40. — Le membre postérieur droit est étendu flasque ; le gauche s'écarte également du tronc. Paresse de tout le train postérieur qui est traînant. R. = 44. Le cobaye reste couché sur le côté droit, la tête basse, le menton touchant la table sur laquelle il est placé. Pas de contracture. P. = 160.

3 h. 45. — Reste dans la position où on le met. T. R. $= 36°,7$.

3 h. 50. — Les pattes postérieures sont insensibles ; état de stupeur très prononcé. R. $= 36°$. Réflexe cornéen persiste. L'animal reste étendu sur le dos sans pouvoir se relever. Sensibilité très diminuée à droite, presqu'abolie à gauche. Station impossible ; yeux demi fermés.

4 h. — L'animal est sensiblement mieux, il commence à se promener et quand on le renverse il se relève tout seul. R. $= 40°$, T. R. $= 34°,9$. La sensibilité est toujours très diminuée même aux pattes de devant et aux oreilles

Le cobaye se tient bien sur ses quatre pattes, ramène ses pattes postérieures sous lui. Toujours de l'anesthésie aux pattes postérieures surtout à gauche.

4 h. 20. — Paraît bien ; marche en traînant encore un peu le train postérieur ; se remet à manger. P. $= 140$, T. R. $= 34°,8$.

4 h. 30. — Frissons répétés ; l'animal continue néanmoins à manger. Ces frissons très manifestes quand on applique la main sur l'animal sont au nombre de 25 à 30 par minute. P. $= 140$.

4 h. 40. — La sensibilité semble revenue.

4 h. 45. — P. $= 152$. T. R. $= 36°$.

Toujours des frissons, mais ils sont moins nombreux et un peu plus prolongés (20 par minute). Les yeux sont plus ouverts ; l'état général est bon.

5 h. — Pouls plus fréquent $= 180$. T. R. $= 36°,9$; frissons continuent.

5 h. 15. — T. R. $= 37°,9$. P. $= 200$.

5 h. 30. — Semble tout à fait rétabli ; cependant les frissons persistent. T. R. $= 38°,9$. P. $= 180$ à 200, R. $= 72$.

La sensibilité et la motilité sont complètement revenues dans le train postérieur. Les frissons paraissent moins forts.

5 h. 45. — T. R. $= 38°,4$. R. $= 96$. P. $= 200$.

6 heures. — T. R. = 38°,5 ; encore quelques frissons.

Le lendemain matin (23 mars) le cobaye va bien T. R. = 39°,3. Cependant dans la soirée il est un peu affaibli ; à six heures et demie du soir il est presque inerte. Il meurt le 24 mars.

L'*action hypothermique* est ici des plus évidentes ; de 39°,5 la température rectale du cobaye tombe en moins d'une demi heure au dessous de 35° et s'y maintient environ vingt minutes, puis elle remonte bientôt, et au bout d'une heure et demie, elle est presque revenue à la normale.

L'action s'est donc manifestée pendant trois heures.

Le *pouls* toujours régulier et plein a suivi la température. Il tombe à 140 quand la température rectale n'est qu'à 34°,8 et remonte avec elle pour arriver à 200 aussitôt que le thermomètre marque 38°. Il en est à peu près de même pour la *respiration*.

Le maximum de *prostration* a été produit au bout de dix minutes alors que le thermomètre marquait encore 36°,7 ; il n'a donc pas coïncidé avec le maximum d'hypothermie ; et, chose remarquable, au moment de l'abaissement de température le plus considérable le cobaye semblait bien mieux et recommençait à marcher.

Les phénomènes de *paralysie* ou de parésie, marqués surtout au train postérieur, ont été de courte durée mais se sont montrés très vite (au bout de 10 minutes).

Par contre, l'*anesthésie* relative a été plus prolongée surtout aux pattes postérieures (points injectés).

Nous avons observé comme chez l'homme un frisson qui

s'est montré dès que la température a remonté et a persisté tout le temps qu'elle a mis à atteindre le degré initial.

Ce tremblement n'est d'ailleurs pas spécial aux animaux kairinisés : il s'observe dans la période de retour à l'état normal chez les animaux qui ont été engourdis avec des substances diverses, et particulièrement le chloral (*voir Vulpian, Substances toxiques et médicamenteuses*). C'est le résultat de l'élévation brusque de la température.

III. — *Phénomènes observés chez le lapin.*

Notre cobaye qui pesait 510 grammes étant mort deux jours après l'expérience, nous avons, chez un lapin de 2 k. 030 gr. c'est-à-dire pesant quatre fois plus, donné une dose moitié moindre relativement au poids de l'animal.

Nous lui avons injecté sous la peau de la cuisse droite 30 centigrammes de kairine dissous dans 1 gr. 50 d'eau distillée.

Cette dose a suffi pour faire baisser la température de deux degrés pendant trois heures environ, et, n'a pas été toxique. L'animal a survécu et ne s'est ressenti de rien les jours suivants.

D'une manière générale les phénomènes observés ont été les mêmes que chez le cochon d'Inde mais très atténués. La *stupeur* a été passagère ; la *sensibilité* nous a paru être conservée et la *parésie* du train postérieur de courte durée.

L'examen de l'urine nous a permis de constater que la kairine s'éliminait au moins en partie par les reins et que cette *élimination* devait être assez rapide puisqu'on a pu constater la présence du médicament dans les urines rendues 25 minutes après l'injection. Voici le résumé de l'expérience.

OBSERVATION X

Lapin en digestion. Poids $= 2$ k. 030. Pouls $= 132$.
Respiration $= 68$. T. R. $= 39°,3$.

1 h. 20. — Injection sous la peau de la cuisse droite de 30 centigrammes de kairine dissous dans 1 gr. 50 d'eau distillée.

1 h. 30. — Affaiblissement assez notable, somnolence.

Le lapin est affaissé sur le ventre, paresseux. Il s'en va lentement se cacher dans un coin. La respiration est ralentie. T. R. $= 37°,8$, l'animal est couché sur le ventre, la patte antérieure droite s'écarte du tronc ; le menton repose presque sur le sol. Le train postérieur est traînant, la sensibilité est conservée, les pupilles sont un peu rétrécies.

Soulevé par les oreilles, l'animal ne réagit plus, ne fait aucun mouvement de défense ; il est dans la stupeur.

1 h. 40. — Le lapin paraît moins engourdi ; si on le soulève, il commence à se débattre. R. $= 44$.

1 h. 55. — Il semble revenir à l'état normal ; si on le soulève par les oreilles, il réagit et secoue vivement les pattes. T. R. $= 37°,5$. R. $= 60$; abandonné à lui-même il reste immobile.

2 h. 25. — Les oreilles sont refroidies. T. R. $= 37°,6$.

2 h. 45. — Le lapin urine assez abondamment, urines troubles présentant les caractères normaux de l'urine des herbivores sans altération de la couleur ; pas d'action sur le papier de tournesol.

Le lapin se promène, les oreilles sont toujours froides.

3 h. 15. — L'animal est très bien éveillé. T. R. $= 37°,3$. R. $= 52$.

4 h. — T. R. $= 38°,2$, les pulsations sont très fréquentes.

N. B. Après avoir filtré l'urine, nous l'avons traitée par le *reactif de Winkler* et nous avons obtenu un précipité blanc nuageux que M. Bochefontaine nous a dit être caractéristique de la présence d'un alcaloïde.

4 h. 30. — Le lapin semble absolument revenu et se promène comme avant l'injection.

Même état les jours suivants; l'animal a survécu.

IV. — *Phénomènes observés chez le chien.*

OBSERVATION XI

Chien tout petit; poids 3 kilog. 50 avant l'expérience T. R. = 35°,5 R. = 24 P. = 120.

Le 31 mars à 2 h. 10. — Après avoir ajouté à un gramme de kairine la quantité suffisante d'eau pour dissoudre, nous injectons toute la solution à l'animal, soit trois seringues trois quarts ou 3 gr. 75 de liquide à la cuisse droite et au côté droit du ventre.

2 h. 20. — Station difficile; tête basse; les pattes de devant sont étendues flasques.

Salivation, vomissements. Recueillis, étendus d'eau, filtrés et traités par le réactif de Winkler ces vomissements donnent à peine un léger nuage semblant indiquer la présence de l'alcaloïde. Mais cela n'a rien de positif attendu qu'il aurait suffi que ces vomissements eussent contenu des peptones ou de l'albumine pour donner le même résultat. Au reste si la réaction était celle de l'alcoloïde, la quantité de kairine contenue était bien faible.

P. = 154; R. = 50 inégales, les unes plus profondes.

2 h. 30. — Gémissements; nouveaux efforts de vomissement.

T. R. = 38°, P. = 130, R. = 60 inégales, saccadées; pas de convulsions; l'animal est étendu sur le côté droit, inerte.

2 h. 45. — T. R. = 36°,3; R. = 38 inégales; P. = 104, pas d'irrégularités. Même état de prostration.

2 h. 50. — Gémissements; cœur bat toujours; immobilité.

2 h. 55. — T. R. = 35°,4. Pupilles rétrécies.

3 h. — Immobilité absolue. R. = 42 ; P. = 120 ; soulevé, l'animal reste inerte ; pas de réaction quand on le pince ou le pique.

3 h. 10. — T. R. = 34°,2 ; R. = 18 profondes, lentes; P. = 124 faibles ; pas d'intermittences ; sensibilité paraît complètement abolie ; réflexe cornéen n'existe plus ; gémissements ; langue pendante.

3 h. 25. — P. = 124 faibles ; même état.

3 h. 30. — T. R. = 32°,8, P. et R. persistent ; gémissements.

3 h. 45. — Se plaint toujours ; un ou deux légers mouvements spontanés, l'insensibilité paraît encore complète. T. R. = 31°,8 ; P. = 130 petites, régulières R. = 36 ; gémissements très forts.

4. h. — Le refroidissement est si grand que nous sommes obligé d'envelopper l'animal avec des linges et de l'approcher près du feu. T. R. = 31°,4 R. = 36 ; P. = 116 ; gémissements ; quelques rares et très petits mouvements.

4 h. 20. — Se plaint continuellement. T. R. = 31°,4, R. = 18 ; P. = 136 régulières ; quelques petits mouvements spontanés.

4 h. 30. — Commence à réagir un peu quand on le soulève, insensibilité persiste.

4 h. 40. — T. R. = 31°,3 ; R. = 16 ; P. = 140 faibles.

5 h. — Insensibilité ; salivation. T. R. = 32° ; R. = 16 ; P. = 150.

5 h. 15. — Légers tremblements. T. R. = 32°,5 ; R. = 16 ; P. = 164 plus fortes.

5 h. 30. — Tremblements un peu plus prononcés ; insensibilité persiste ; réflexe cornéen a reparu. T. R. = 33°,3 ; R. = 16 amples P = 170 régulières.

5 h. 40. — T. R. = 34°,4 ; R. = 16 amples ; P. = 180.

5 h. 45. — Mis sur ses pattes, il ne parvient pas à s'y maintenir, mais lutte un instant. Il essaye même de se relever, fait quelques pas en chancelant, tête basse, et finit par tomber. Sensibilité toujours très obtuse.

5 h. 50. — Ne pousse plus de gémissements ; tremblements généralisés. T. R. 35° ; R. = 10 lentes, profondes ; P. = 170 régulières. Se tient un instant sur ses pattes immobile ; avance un peu mais finit par tomber. Tremblement continu.

6 h. — Salivation assez abondante. T. R. = 35°,5; R. = 14; P. = 160. Se tient sur ses pattes la tête un peu élevée ; traîne un peu la patte postérieure droite (côté injecté), fait quelques pas mais s'arrête bientôt en s'appuyant contre un objet.

6 h. 10. — Salivation continue encore; quelques tremblements. T. R. = 35°,9 ; R. = 18 ; P. = 170.

Se tient sur ses pattes, mais peine beaucoup à marcher.

6 h. 20. — Salivation toujours abondante. T. R. = 36°,2.

1er avril. 3 h. — Le lendemain, à 3 heures de l'après-midi, l'animal est encore étourdi, paresseux ; il reste couché. Le train postérieur paraît paralysé, car la station est difficile, et quand le chien essaye de marcher, les pattes postérieures faiblissent. La patte postérieure droite ne porte pas par terre et paraît plus paralysée que l'autre; nous le voyons pendant quelques minutes, à l'occasion d'un mouvement voulu, décrire avec ses pattes de devant et sa tête une circonférence dont le centre correspond à ses pattes de derrière qui restent immobiles et forment pivot.

La sensibilité est très imparfaitement revenue; cependant, quand on le pique, il pousse quelques grognements.

T. R. = 39°,4 ; R. = 22 P. = 94. La salivation persiste.

2 avril. 1 h. — Même état qu'hier, mais pas de salivation : paraît cependant un peu plus éveillé; le train postérieur semble toujours paralysé, T. R. = 38°,7 ; R. lentes P 112.

2 avril. — Mort à huit heures du matin.

Autopsie le 4 avril à deux heures.

A la face interne de la cuisse droite où une des injections a été faite se trouve une grosse phlyctène remplie d'une sérosité sanguinolente.

Le tissu cellulaire sous-cutané est injecté dans une assez grande étendue tout autour des points où les injections ont été faites.

Au-dessous il y a une petite tuméfaction qui semble un peu fluctuante et qui, en effet, quand nous l'ouvrons donne issue à quelques gouttelettes de pus jaune verdâtre. Elle en renferme d'ailleurs peu mais d'une manière très appréciable entre les muscles de la cuisse qui sont comme disséqués sur un espace de 2 à 3 centimètres. En un mot il y a en ce point un petit *abcès*.

Sur le côté droit du ventre où ont été faites les deux autres injections sous-cutanées, le tissu cellulaire est rouge, infiltré dans une étendue de 5 à 6 centimètres, mais nous n'y trouvons pas de pus.

La *vessie* paraît saine ; elle renferme un liquide rouge noirâtre très foncé, d'une odeur fétide et qui nous a paru être de l'urine mélangée et du sang putréfié.

A l'examen au microscope nous avons vu dans ce liquide des globules de sang altérés, de petits corps arrondis doués de mouvements qui étaient très probablement des micrococcus.

Poumons. Plaques ecchymotiques nombreuses sur les deux *poumons. Cœur et péricarde* : rien. *Foie* sain.

Reins congestionnés ; l'enveloppe fibreuse se décortique bien.

Le *sang* est décoloré, jaunâtre, couleur sépia.

Au point de vue de l'action hypothermique du chlorhydrate de kairine cette observation est la plus concluante. Il est vrai que la très forte dose injectée a produit des effets toxiques, mais l'animal a survécu assez longtemps pour permettre d'en étudier l'action.

La température rectale a baissé rapidement et d'une manière continue de façon à atteindre moins de 32° au bout d'une heure et demie environ, et à se maintenir entre 31° et 32° pendant plus d'une heure.

Trois heures après l'injection le thermomètre indiqua une ascension progressive et continue de la température, et cette ascension fut accompagnée de frissons généralisés.

Ce ne fut qu'après une heure et demie environ que la température fut remontée à la normale.

En somme l'action hypothermique se fit sentir pendant

quatre heures, et les périodes de descente et d'ascension
de la courbe thermométrique eurent sensiblement la même
durée.

Le pouls n'a pas suivi une marche aussi régulière. Accé-
léré au début, il n'a pas tardé à diminuer de nombre, puis
à remonter pendant la période d'état et d'ascension de la
température à un chiffre beaucoup plus élevé que le chiffre
initial (180 au lieu de 120). En d'autres termes il n'a
pas varié dans les mêmes rapports ni même complètement
dans le même sens que la température. Peut-être est-ce là
un effet d'une dose trop élevée, car chez nos malades le
pouls nous a semblé marcher de pair avec le thermomètre.

Quant à la *respiration*, elle a été accé érée au début,
puis, après quelques oscillations, elle s'est ralentie consi-
dérablement et de soixante, chiffre le plus élevé, elle est
retombée à seize et s'y est maintenue pendant tout le
temps qu'a duré l'action hypothermique, pour revenir lentement au rythme normal. Il semble donc y avoir eu une
certaine corrélation entre la respiration et la circulation.

Nous retrouvons encore ici les *tremblements* lors de
l'ascension secondaire, la *prostration*, la *paralysie* du train
postérieur et l'*insensibilité*.

Comme phénomènes particuliers, de la *salivation* et des
vomissements, ces derniers survenus dix minutes après
l'administration du médicament nous ont paru ne renfermer
que peu ou point de kairine.

Enfin, l'autopsie nous a permis de constater que la solution de kairine est irritante, du moins à ce degré de concentration (au quart).

La *congestion des reins* et le sang contenu dans la vessie

révèlent évidemment des désordres déterminés par l'élimination du médicament, mais pour les produire il doit
falloir des doses très élevées car nous ne les retrouvons
pas dans nos autres observations. Il est, en effet, important
de remarquer que par rapport au poids de l'animal, inj·c-
ter un gramme de kairine chez un chien de 3 kil., correspond à une dose massive de vingt grammes chez un
homme de poids ordinaire (60 k.) et encore l'action est-
elle plus rapide et plus puissante par l'absorption hypo-
dermique que par la voie stomacale.

Les ecchymoses sous-pleurales n'ont pas grande signi-
fication depuis que MM. *Legroux, Laborde, Gros-
clande* et *Chassaing* ont démontré qu'elles existent dans
un grand nombre de maladies naturelles et presque dans
tous les cas de mort rapide ou violente.

En revanche la décoloration du sang, couleur sépia, est
remarquable. On la retrouve d'ailleurs dans l'empoisonne-
ment par d'autres substances.

V. — *Conclusion de nos expériences chez les animaux.*

Sans doute, ces observations sont encore bien peu nombreuses et bien incomplètes. Nous savons combien il eût été
important d'étudier chez chaque animal les effets de la
dose toxique et de la dose physiologique, de rechercher
par exemple, l'état de la vitesse et de la pression sanguine.
Malheureusement, le temps et les moyens nous ont également fait défaut : il nous a été impossible de nous procurer en temps voulu un chien de forte taille chez lequel

les expériences avec un hémodynamomètre fussent prati-
cables ; et bientôt, les quelques grammes de kairine que
M. Hallopeau avait si gracieusement mis à notre disposi-
tion étant épuisés nous avons dû y renoncer.

Cependant, nous croyons être arrivé à quelques résultats : .

L'action sur la *température* est la moins contestable ;
les tracés fournis par le cochon d'Inde, le lapin et le chien
ne permettent pas d'en douter. Il semble même que la réfrigération puisse être poussée très loin, mais non sans
de graves inconvénients pour l'animal en expérience.

Chez notre chien la température rectale est descendue
de 38°,5 à 31°,4 c'est-à-dire de plus de huit degrés, chiffre colossal si nous remarquons qu'il s'agit d'un animal
sain chez lequel les variations de température sont par
suite d'autant plus remarquables. La dose, il est vrai, était
toxique, mais l'action hypothermique a été si grande qu'il
ne nous paraît pas douteux qu'avec une dose physiologique
l'abaissement eût été considérable.

C'est du reste ce que nous avons observé chez notre lapin qui a survécu.

Le *pouls* a été également influencé, mais d'une manière
inégale ; nous avons noté un ralentissement manifeste chez
nos grenouilles et chez notre cobaye ; mais, chez le chien,
après une diminution de courte durée le nombre des pulsations s'est rapidement accru avant l'ascension du thermomètre pour dépasser de beaucoup le chiffre normal et n'a
pas marché entièrement de pair avec la température.

Le nombre des *respirations* après quelques oscillations
sans importance a toujours été diminué.

Un phénomène que nous avons constamment observé c'est la *paralysie* ou la *parésie* du ou des membres injectés.

Viennent ensuite la diminution considérable de la sensibilité allant dans quelques cas jusqu'à l'*anesthésie* pendant la période de stupeur ; enfin, la *contraction des pupilles*.

Nous n'avons noté qu'une fois des vomissements.

Le médicament nous a paru *s'éliminer* par les urines. Quant aux *frissons*, nous avons déjà dit qu'ils étaient dus à l'ascension secondaire brusque de la température.

———

CHAPITRE IV

ACTION THÉRAPEUTIQUE

Voyons maintenant ce que le chlorhydrate de kairine produit chez l'homme sain et chez le fébricitant.

« A la dose de un gramme à un gramme cinquante
« centigrammes le chlorhydrate de kairine n'a pas, d'après
« M. le professeur Filehne, donné lieu à des effets physio-
« logiques appréciables chez des *sujets robustes et bien por-*
« *tants.* La température interne n'était pas modifiée. Il
« n'y a pas eu non plus d'effets consécutifs tels que cépha-
« lalgie, bourdonnements d'oreilles, nausées (1)... »
La sudation fait également défaut.

D'après ce que nous avons observé chez les animaux, il n'est pas douteux pour nous que la kairine donnée en quantité suffisante puisse abaisser la température chez l'homme sain et cela sans action toxique si on l'administre progressivement et à doses convenables.

Chez les *fébricitants*, le chlorhydrate de kairine abaisse constamment la *température* pourvu qu'il soit donné à doses actives et suffisamment rapprochées.

Au-dessous de 30 centigrammes chez un homme de constitution moyenne et dont les forces ne sont pas déprimées le médicament ne paraît pas avoir d'action du moins

1. Ricklin Semaine médicale (25 janvier 1883), compte rendu du travail de M. Filehne.

primitivement, c'est-à-dire si cette dose de 30 centigrammes
est la première administrée car des doses beaucoup plus faibles
suffisent, dans bien des cas, pour entretenir l'abaissement
de température produit par des doses plus élevées.

La dose, on le comprend, varie suivant les cas et doit
être modifiée d'après l'idiosyncrasie des malades.

« Le professeur Filehne recommande d'en donner toutes
« les heures et demie 30 ou 50 centigrammes quand on a
« affaire à un malade de force moyenne. »

Voici alors ce que l'on observe :

« Après la première dose la température s'abaisse de
« un demi degré à deux degrés centigrades ; après la troi-
« sième ou la quatrième elle descend à la normale ou au-
« dessous. La chute est d'autant plus rapide que la dose
« est plus élevée ; elle s'accompagne de sueurs abondantes
« qui cessent bientôt si l'on maintient la température au
« chiffre physiologique en donnant de nouvelles doses de
« médicament (1). »

L'action, on le voit, est rapide.

Avec une dose de 50 centigrammes, elle commence à se
manifester environ vingt-cinq minutes après l'ingestion,
mais elle est épuisée au bout de deux heures et quart.

Un gramme produit des effets antipyrétiques plus prompts
et plus prolongés puisque, d'après le professeur Filehne,
l'action de la kairine se manifesterait alors pendant trois
heures.

Dans sa première publication M. Filehne affirme que la
température même à des doses excessives ne peut pas être

1. *Hallopeau, dans Bulletin thérapeutique* (30 mars 1883).

abaissée au-dessous de 36°,5. Cette assertion est inexacte, comme le prouve une de nos observations où nous avons vu la température rectale s'abaisser jusqu'à 34°,8 sous l'influence du chlorhydrate de kairine (1). Il nous paraît plus exact de dire que nous ne connaissons pas la limite de cet abaissement mais qu'il ne serait peut-être pas prudent d'essayer à la reculer trop loin. Il semble que la meilleure conduite à tenir est de maintenir la température rectale entre 37° et 38 degrés.

Le professeur Filehne a en effet reconnu que dans la fièvre hectique un abaissement continu à 36 degrés et au-dessous n'agit pas favorablement sur la marche ultérieure de la maladie tandis qu'en maintenant la température à 37°,8 la marche de la maladie est améliorée d'une façon persistante.

L'action sur le *pouls* ne nous a pas paru moins nette et chez tous nos malades, pouls et température ont oscillé dans le même sens et dans des proportions analogues.

Le chlorhydrate de kairine n'est donc pas seulement un antithermique ; c'est un antipyrétique proprement dit, puisqu'il agit à la fois sur le processus fébrile et sur le cœur.

La défervescence coïncide avec des *sueurs* très abondantes qui durent tant que la température baisse et cessent dès que l'abaissement devient permanent. Elles manquent cependant dans certains cas : ainsi, chez une cliente de M. Filehne, atteinte de pyohémie chronique et dont nous rapportons plus loin l'observation, si on donnait la

1. M. Filehne signale lui-même cette inexactitude dans son 2e mémoire.

kairine avant le début de l'accès fébrile la malade ne suait pas.

Cette exception semble être une règle générale pour les fièvres intermittentes dans lesquelles on évite également les sueurs en donnant la kairine avant le début de l'accès.

Ces sueurs présentent une réaction acide au papier de tournesol; peut-être servent-elles de véhicule à l'élimination d'une partie de la kairine absorbée? Nous n'avons pas pu en recueillir pour vérifier cette hypothèse.

La défervescence une fois produite, on peut, en administrant de petites doses répétées, souvent maintenir la température entre 38°,5 et 39° ou même à un chiffre moins élevé.

On obtient constamment ainsi, soit une diminution notable et persistante de la fièvre,|soit l'apyrexie complète, en procurant aux malades une amélioration manifeste.

Déjà pendant les sueurs et surtout quand la température a atteint le chiffre normal, le malade éprouve une *sensation de bien être* très marquée : le pouls a repris sa fréquence normale, la soif est moins vive et notamment chez les pneumoniques la douleur de côté diminue, la respiration devient moins fréquente et le malade se croit guéri.

Cette amélioration est passagère et, si l'on cesse la médication la température remonte bientôt, au bout de deux heures et demie à trois heures, suivant les doses que l'on a administrées, au chiffre où elle était précédemment.

Cette *élévation secondaire de la température* est brusque et s'accompagne d'un *frisson* intense dont la durée est variable mais ordinairement d'une demi heure.

Chez un de nos malades, il s'est prolongé de six heures et demie à neuf heures du soir et à été accompagné d'une vive sensation de froid et de claquements de dents.

Ce frisson est constant dans tous les cas où l'on cesse brusquement la médication chez un fébricitant, c'est-à-dire quand la température remonte rapidement. Il est analogue à celui que l'on observe au début d'un accès de fièvre intermittente ; mais, chose remarquable, lorsque la kairine a été administrée pendant tout le temps de l'accès palustre, l'accès avorte, le processus fébrile n'a pas lieu et par suite le frisson qui n'en est que la résultante ne se produit pas.

Si au contraire on interrompt le médicament avant la terminaison de l'accès, on observe également un frisson coïncidant avec une élévation rapide de la température au chiffre qu'elle aurait atteint si elle n'avait pas été influencée.

D'après le professeur Filehne, il serait possible d'éviter ce frisson et pour cela on a deux moyens :

Premier moyen. — Il faut continuer l'administration du médicament à des doses moindres mais plus rapprochées par exemple à celle de 25 centigrammes tous les trois quarts d'heure à la place de 50 centigrammes toutes les heures ce qui correspond à 75 centigrammes au lieu de un gramme pour une période de deux heures. Si néanmoins l se produit un léger frisson, il faut donner une dose de 50 centigrammes pour abaisser ensuite, suivant les indications du thermomètre, en administrant 25 centigrammes tous les trois quarts d'heure.

La température, il est vrai, remonte encore, mais cette ascension se fait graduellement et quand elle atteint le chiffre où elle était avant l'intervention thérapeutique, on peut suspendre la médication, le frisson n'est plus à redouter.

Pour ne pas perdre le bénéfice de l'effet antipyrétique obtenu par le chlorhydrate de kairine il convient donc de tenir constamment les malades sous son action, et comme cette action est fugace, il est nécessaire d'administrer fréquemment de nouvelles doses.

C'est là un inconvénient assez sérieux, surtout la nuit et qui nécessite une intervention éclairée et un tact que l'on trouvera rarement chez les garde-malades ordinaires.

Heureusement on peut y obvier en partie en ayant recours à la kairoline ou méthylhydrure de quinoléine dont les effets antipyrétiques sont plus durables et qui, lorsqu'ils cessent, ne s'accompagnent pas de frisson ou d'un frisson très léger. Mais, pour les obtenir il est nécessaire de recourir à des doses plus élevées, un gramme à un gramme cinquante centigrammes par exemple.

Voici d'ailleurs quelles sont les propriétés de ce corps voisin de la kairine :

« A la dose de 30 centigrammes à un gramme, la kairoline n'exerce aucune action sur la température fébrile. Quand au contraire on administre d'emblée une dose de un gramme cinquante à deux grammes, on obtient des effets antipyrétiques plus lents à se développer qu'avec la kairine mais qui se maintiennent six heures.

De plus, de même qu'elle ne baisse qu'insensiblement, la température ne remonte qu'avec beaucoup de lenteur à son niveau primitif. Il en résulte cette conséquence qui était à prévoir, c'est que la chute de température ne s'ac-

compagne pas d'une diaphorèse aussi abondante, ni le re-
lèvement de la température de frissons aussi marqués que
cela a lieu à la suite d'une dose de kairine suffisante pour
déterminer une défervescence appréciable. En somme, la
kairoline semble tout à fait propre à servir de complément
à la kairine, dans le traitement de l'état fébrile. En combi-
nant l'administration de ces deux antipyrétiques ; en administrant la kairine pendant le jour et la kairoline à l'entrée
de la nuit, on supprimerait la servitude qui résulte de la
durée relativement si courte des effets antipyrétiques de la
kairine. Malheureusement, la préparation de la kairoline
pure se heurte encore à des difficultés trop grandes pour
qu'on ne puisse pas prévoir le moment où elle tombera
dans la thérapeutique courante. C'est de plus une substance très déliquescente, d'un goût amer extrêmement désagréable. Pour ces motifs, il ne saurait encore être question de l'introduire dans la pratique quotidienne (1). »

On le voit, le deuxième moyen indiqué par le professeur
Filehne pour éviter le frisson est encore peu pratique malgré la prolongation d'action de la kairoline et la commodité
qui résulteraient de son emploi. Aussi ne s'en sert-il pas
lui-même. C'est au premier moyen seul qu'il a recours.

« Afin d'atténuer les conséquences de la suspension
momentanée de la médication pendant une partie de la
nuit, il fait prendre des doses successives de kairine pendant le jour, doses qui sont diminuées à l'entrée de la
nuit de façon à permettre à la température de remonter
peu à peu au-dessus du minimum auquel elle avait été

---

1. Ricklin. *Semaine médicale*, 25 janvier 1883.

ramenée sous l'influence de la médication. Peu après minuit, on arrête de donner de la kairine de sorte que l'effet de la dernière dose cesse de se faire sentir à l'approche de la rémission matinale. On réduit ainsi à son minimum l'écart entre le niveau où l'influence de la médication instituée laisse la température fébrile et le niveau qu'elle tend à occuper à ce moment de la journée en dehors de toute intervention thérapeutique (1).

Peut-être pourrait-on arriver au même résultat, en donnant en temps voulu une dose suffisante de sulfate de quinine. On verra plus loin dans notre observation IV que nous avons donné à un de nos malades 75 centigrammes de sulfate de quinine après la cessation de la kairine, et que par ce moyen la température n'est pas remontée brusquement mais par degrés de sorte que le frisson ne se produisit pas.

Au reste ce frisson ne paraît pas avoir d'inconvénient sérieux ; il est seulement pénible, mais il ne s'accompagne généralement pas de dyspnée, ni de collapsus.

La quantité des *urines* chez les sujets soumis à la kairine ne nous a pas paru sensiblement modifiée, sauf pour le malade qui fait l'objet de notre observation III où elle a été un peu diminuée. Cette diminution s'explique d'ailleurs très bien par les sueurs abondantes. La *réaction* des urines est acide. Elles ne renferment ni sucre ni albumine.

La couleur est profondément altérée et tire en général sur le vert foncé ou le noir.

1. Ricklin. Semaine médicale 25 janv. 1883.

Nous avons essayé mais en vain de recueillir cette matière colorante avec l'éther ou avec le chloroforme. Nous ignorons quelle en est la nature ; mais la réaction violet-foncé qu'elle donne avec une solution étendue de perchlorure de fer nous permet de la rapprocher des autres substances de la série aromatique (acide phénique, acide salicylique, résorcine, etc...).

L'urée étant un produit de combustion, il était facile de prévoir que la kairine, en abaissant la température fébrile, diminuerait la production et partant l'élimination de l'urée. C'est ce que nous avons vérifié en analysant à différentes reprises les urines du malade qui fait le sujet de notre observation IV. La quantité relative et la quantité absolue d'urée ont diminué en raison directe de l'abaissement de température.

Retrouve-t-on le chlorhydrate de kairine ou ses dérivés dans l'urine ? C'est là une question à laquelle nous ne pouvons pas répondre puisque nous ne connaissons pas de réactif caractéristique de ce médicament. Nous croyons cependant que son *élimination* se fait par les urines, et que c'est même là le mode principal d'élimination. Le réactif de Winkler (solution de sublimé et d'iodure de potassium) nous a en effet donné avec l'urine d'un animal kairainisé un précipité nuageux que M. Bochefontaine nous a dit être caractéristique de la présence d'un alcoloïde.

D'après les expériences du professeur Filehne et nos quatre observations, nous avons dit que la *dose ordinaire* était de 50 centigrammes toutes les heures, mais, qu'il y avait quelques idiosyncrasies dont il fallait tenir compte, et que, en définitive, on devait d'abord procéder par tâtonnements en variant les doses et en les espaçant suivant les indications du thermomètre.

C'est que d'une manière générale les sujets débiles, ou affaiblis par la fièvre offrent moins de résistance au médicament et que chez eux l'effet antipyrétique produit est plus prompt et plus considérable que chez des malades de constitution ordinaire.

M. Filehne dit lui-même : « chez les personnes affaiblies on peut abattre la fièvre avec des doses données à une heure d'intervalle et de 50 à 25 et même 12 centigrammes de chlorhydrate de kairine et ensuite maintenir l'abaissement avec des doses de 12 à 6 centigrammes données toutes les heures en augmentant un peu si la température fait mine de remonter (1). »

Pour cela il est nécessaire de prendre la température toutes les deux heures, au moins le premier jour, pour connaître l'idiosyncrasie du malade.

Quelles que soient les doses et l'intervalle que l'on mettra entre chaque prise du médicament, il est essentiel de ne pas donner plus de un gramme de kairine en deux heures sous peine de voir se produire de la cyanose.

Quand on a dépassé l'effet désiré, il est d'ailleurs facile d'obtenir une action amoindrie ; pour cela il suffit de donner des doses moindres, mais à de courts intervalles. L'expérience à montré qu'avec de faibles doses, si l'intervalle compris entre chaque prise était de plus d'une heure et demie on n'obtenait pas d'action ou du moins d'action continue, l'effet produit étant alors très fugace.

1. Filehne. — Klin. Berliner Wochenschrifts.

Le mode d'administration qui nous a paru le plus rationnel est l'enrobement de la kairine en poudre dans du pain azyme. Il convient seulement de donner au malade quelques gorgées de tisane immédiatement après chaque prise pour éviter une action irritante sur les muqueuses. La saveur amère du médicament se trouve ainsi complètement masquée, ce que l'on n'obtiendrait probablement pas en le donnant en potion. Les lavements sont à essayer.

Quant aux injections hypodermiques d'une solution de chlorhydrate de kairine, elles sont possibles à cause de sa grande solubilité dans l'eau, mais, nous ne les avons pas expérimentées chez l'homme et nos essais sur les animaux sont peu encourageants car ils ont été suivis d'abcès. Peut-être l'irritation a-t-elle été provoquée par la concentration de la solution ? Mais, en admettant l'innocuité des injections hypodermiques il ne subsiste pas moins à leur emploi une objection de premier ordre, à savoir qu'il est difficile de répéter ces injections aussi souvent que le nécessiterait la fugacité d'action du médicament.

La voie stomacale nous semble donc préférable. Aux doses convenables c'est-à-dire appropriées à chaque malade l'administration de la kairine peut être prolongée presqu'indéfiniment sans danger pour le patient et sans que l'on observe de faits d'*accoutumance* ou d'*accumulation*. Qu'on nous permette de résumer ici une observation publiée en Allemagne et qui montre bien l'innocuité parfaite, la continuité et l'uniformité d'action du chlorhydrate de kairine.

« Madame L..., âgée de 24 ans, atteinte depuis quatre ans d'une péritonite purulente ayant donné lieu à plusieurs reprises, à une irruption de pus dans l'intestin, est dans un état de pyohémie chronique.

On lui a ouvert depuis trois ans plus de deux cents abcès froids.

Depuis cette époque, elle a une fièvre qui commence à quatre heures de l'après midi, s'élève à 40 degrés et dure jusqu'à trois ou quatre heures du matin. Depuis plus de cinq semaines, elle prend régulièrement du chlorhydrate de kairine de quatre heures de l'après midi à quatre heures du matin et est maintenue ainsi à une température de 37°,8.

Elle n'éprouve alors aucun malaise. Si l'on supprime un jour l'usage du médicament, l'accès se produit. Cette dame consomme chaque jour 3 grammes 50 centigrammes du médicament. Elle éprouve un grand bien-être, désire la médication et craint que le médicament ne vienne à manquer.

Elle se plaint d'un seul fait. C'est que de temps en temps et d'une façon très passagère, elle éprouve dans le nez une douleur très violente qui s'irradie vers la base du nez et le front.

En général le médicament est *bien toléré*. M. Filehne nous dit que les *vomissements* sont exceptionnels ; il ne les a observés que deux fois :

1° Chez un alcoolique après une cure de plusieurs jours de kairine.

2° Chez une femme atteinte de rhumatisme articulaire. Pour notre compte personnel, nous serions tenté de croire qu'ils sont moins rares que ne l'affirme le professeur allemand car notre malade atteint de granulie aiguë a vomi plusieurs fois aux deux reprises où la kairine lui fut administrée.

Deux autres malades de M. Filehne ont accusé une *sensation de chatouillement* dans lesfossesnasales.

Nous venons de voir, par l'observation qui précède, que, dans un cas, la kairine semblait avoir déterminé une *douleur vive*, mais passagère à la racine du nez, avec irradiations dans le front.

Nous avons noté une fois une douleur vive à la pression au creux épigastrique et encore ce fait n'est-il pas bien établi. Il s'agissait d'un homme atteint de pneumonie, et peut-être convenait-il d'invoquer simplement une irradiation de la douleur de côté habituelle. C'est, du moins, l'opinion de notre maître M. Hallopeau.

La *cyanose* n'est pas rare et ne s'observe pas seulement avec des doses toxiques. Nous l'avons observée deux fois. Le malade de notre observation IV, notamment, a eu les oreilles, les lèvres et les ongles violacés pendant presque tout le temps de l'administration du médicament.

Dans son second mémoire, le professeur Filehne, qui nous fait part de l'abaissement considérable (36° et 34°,8) qu'ont produit de petites doses (12 centigrammes) chez des sujets consumés par la fièvre hectique, se hâte d'ajouter que ces abaissements, si considérables de la température, n'ont jamais coïncidé avec un état de *collapsus*. Au contraire, le pouls avait gagné en vigueur et les malades se sentaient beaucoup mieux.

Nous avons été à même de constater la véracité de cette assertion. Chez le malade de notre observation III, l'administration toutes les heures de paquets de 50 centigrammes de kairine de cinq heures à dix heures du matin, ayant déterminé un abaissement considérable de la température (de 39°,5 à 34°,8), on n'a pas observé de phénomènes de collapsus algide, ni petitesse du pouls, ni refroidissement des extrémités comme on aurait pu s'y attendre, et le malade n'a pas paru en souffrir. Quoiqu'il en soit, l'action, ici, avait dépassé le but à atteindre, et nous avons dit déjà qu'il fallait mieux maintenir les malades au voisinage de la température physiologique.

CHAPITRE V

Nous rapportons ici l'observation de quatre malades soignés dans le service de M. Hallopeau à l'hôpital Saint-Antoine et chez qui l'administration du chlorhydrate de kairine a pleinement confirmé l'exactitude des faits précédemment énoncés.

« Le premier était un jeune homme de 24 ans, atteint d'une pneumonie lobaire au quatrième jour ; il avait eu la veille au soir 40°,2 et l'on notait au moment de la visite 40°,1. On commence à dix heures le traitement par le chlorhydrate de kairine et jusqu'à huit heures du soir le malade prend toutes les heures 50 centigrammes de ce médicament. La température est observée toutes les deux heures : à midi le thermomètre a baissé de 1° ; à deux heures, de 2° ; à quatre heures il est à 38°,4 ; à huit heures on note 37°. La médication est alors suspendue pour être reprise le lendemain matin de 6 heures à 8 heures, puis complètement cessée ; l'on voit alors la température remonter rapidement ; à onze heures du matin elle s'est élevée déjà de 38° à 38°,6 ; à deux heures le thermomètre marque 40°, et à huit heures 40°,4.

Le lendemain la défervescence régulière se produit (1). »
(*Voir planche* 1).

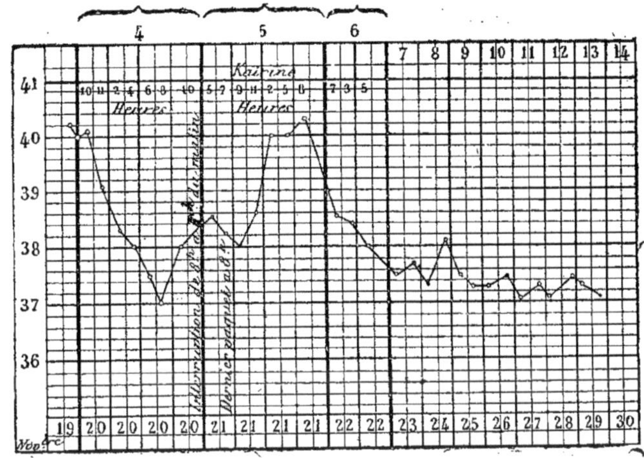

Fig. 1.

Observavion I

Recueillie par M. Tuffier, interne des hôpitaux.

Le 19 novembre 1882 le nommé B... Joseph, homme de peine, âgé
de 24 ans, entre à l'hôpital Saint-Antoine salle Broussais, n° 9 dans le
service de M. Hallopeau.

Père et mère bien portants ; 2 frères et sœur sans affection thora-
cique.

Aucun antécédent morbide ; pas de syphilis, pas d'alcoolisme.

Le malade s'enrhumait quelquefois l'hiver, mais jamais il n'a eu de
fluxion de poitrine.

Il y a quatre jours en travaillant il fut mouillé. Le soir il eut un

1. Hallopeau. *Bulletin de thérapeutique* (30 mars 1883).

frisson qui a duré deux heures avec tremblement général et claquement de dents. Après cela chaleur et sueur. En même temps, point de côté violent occupant les fausses côtes gauches. Toux fréquente avec crachats rouges mais pas de sang.

Inappétence, fièvre, céphalalgie ; pas de diarrhée ; soif vive.

Etat actuel (20 novembre) : assez vigoureux, bien constitué.

La face est rouge, injectée ; une sueur abondante couvre tout le corps, les ailes du nez sont dilatées.

La respiration est fréquente, incomplète ; le malade accuse une dyspnée assez vive. Le point de côté persiste et occupe les fausses côtes. Le thorax est bien développé. Sonorité normale en avant ; pas de râles dans les sommets ni les lobes.

En arrière à la base gauche souffle peu intense entouré de quelques râles crépitants secs ; tout autour remontant jusqu'à l'épine de l'omoplate râles sous crépitants humides sans souffle, dans toute cette étendue submatité à la percussion. Retentissement de la voix ; pas d'égophonie. Les vibrations thoraciques sont conservées.

Expectoration couleur sucre d'orge, visqueuse, abondante. Rien à droite.

Langue saburrale ; pas d'appétit ; pas de diarrhée ; selles normales. Cœur normal, pouls rapide, assez plein. Urines non albumineuses. T. $= 40°,2$ hier soir, ce matin $40°,1$.

M. Hallopeau prescrit un paquet de 50 centigrammes de kairine toutes les heures. La médication est commencée à 10 heures du matin le 20 novembre, et continuée jusqu'à 8 heures du soir.

Temp. à midi. $= 39°$
— 2 h. $= 38°,4$
— 4 $= 38°,2$
— 6 $= 37°,5$
Temp. à 8 h. $= 37°$
— 10 $= 38°$.

Dans la journée, pas de bourdonnements d'oreille, pas de maux de tête ; même état général, dyspnée ; toux quinteuse, expectoration abondante, pas de fièvre.

Le 21 novembre. — On donne des paquets de 50 centigrammes de cinq à dix heures du matin. Voici les températures observées :

Temp. 5 h. du matin $= 38°$
— 7 — $= 38°,5$
— 9 — $= 38°$
— 11 — $= 38°,6.$

On cesse à 10 heures du matin. Le malade a le soir $40°,2$, tandis qu'à dix heures il n'avait que $38°$ après l'administration de trois doses.

État général persiste ; dyspnée violente, sueurs abondantes. Skodisme à droite. Râles sous-crépitants fins à la base. Souffle tubaire léger à la pointe de l'omoplate. A gauche, gros râles sibilants, pas de submatité. Un peu de souffle dans l'aisselle droite.

15 centigrammes de kermès et 30 ventouses sèches.

Les crachats sont décolorés, visqueux, filants.

22. — La défervescence régulière se produit.

23. — Encore quelques râles sous-crépitants à la base. T. $= 37°$.

24. — Obscurité du murmure vésiculaire aux bases.

Du 24 au 30, pas de fièvre ; sort guéri.

Réflexions. — Le médicament s'y est montré sans inconvénient et très actif, même à faible dose, puisque le 21, après l'administration de 1 gr. 50 de kairine en trois heures la température marquait seulement $38°$.

Cette action antipyrétique est d'autant plus remarquable qu'il s'agissait d'une pneumonie dont la courbe est d'ordinaire si rebelle au traitement anti-thermique.

« Nous ne croyons pas, dit M. Hallopeau, qu'aucun autre médicament eût pu produire des effets aussi complets et aussi rapides (1). » Nous partageons pleinement cette manière de voir.

1. Hallopeau. *Bulletin de thérapeutique,* 30 mars 1883.

Nous savons bien qu'en Allemagne on est parvenu chez des pneumoniques à ramener la température au voisinage de la normale avec 4, 5 et 6 grammes de sulfate de quinine ; mais, ce sont là des doses toxiques, et, selon nous, l'hypothermie que l'on obtient ainsi ne compense pas les dangers que l'on fait courir aux malades. Notre deuxième observation vient pour ainsi dire confirmer la première au point de vue de l'action antipyrétique.

Il s'agit encore d'une pneumonie, mais cette fois avec des circonstances particulières. Le sujet, âgé de 50 ans, a du délire alcoolique et sa maladie remonte à huit jours ; le pronostic est donc extrêmement grave.

M. Hallopeau prescrit la kaïrine par paquets de 50 centigrammes à une heure et demie d'intervalle.

Le malade prend le premier paquet le 26 février à onze

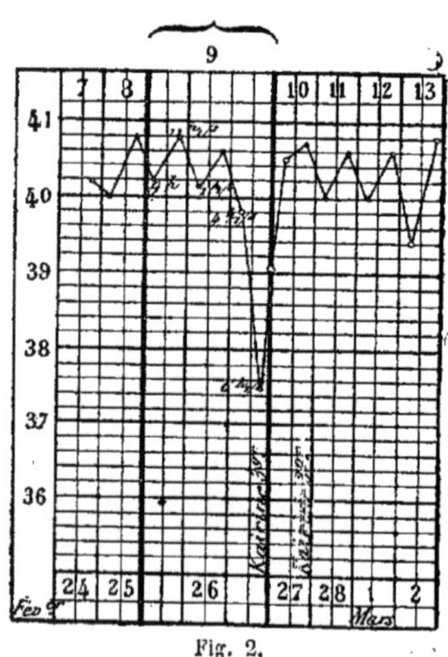

Fig. 2.

heures, l'abaissement de la température commence après la quatrième dose. A six heures du soir elle tombe à 37°,4 pour remonter le lendemain à 40°,8 et se maintenir au voisinage de ce chiffre jusqu'à la mort qui survient quatre jours après (voir fig. II).

Cette terminaison funeste ne peut être imputée à la kairine. L'âge du malade, ses habitudes alco o liques ne fi- saient que trop prévoir un pareil dénouement.

Au reste, la kairine avait été administrée quatre jours avant la mort et seulement à la dose de trois grammes. On n'a rien remarqué d'insolite si ce n'est une douleur vive au creux épigastrique. Des sueurs abondantes coïncidèrent comme de coutume avec l'abaissement de la température et un frisson généralisé avec son élévation secondaire et subite après la cessation du médicament.

Observation II

Communiquée par M. Giraudeau, interne des hôpitaux.

F... Jean, charretier, 50 ans, entre le 24 février 1882 à l'hôpital Saint-Antoine, salle Axenfeld, n° 16, dans le service de M. Hallopeau.

Un chancre il y a trois ans ; à la suite, pustules d'ecthyma dont le malade porte les cicatrices ; sur les jambes, sur le tronc taches brunâtres, quelques-unes déjà blanches et déprimées. Pas d'autres maladies.

Le 19 février, point de côté à droite au-dessous du mamelon, fris- son prolongé ayant persisté toute l'après-midi. Se couche le jour même et garde le lit jusqu'au 21 inclusivement. Le point de côté avait alors un peu diminué mais la fièvre persistait ; depuis le début de sa mala- die il n'avait ni toussé, ni craché.

Travaille le 21 ; le 22 est obligé au milieu de la journée de reprendre le lit à cause de la fièvre qui était alors très vive et de l'a-battement ; le point de côté était alors à peine perçu.

Le 24 vient à l'hôpital à pied. Fièvre intense, 40°,6 ; pouls est à 110 plein, face rouge, pas de point de côté.

Tympanisme sous la clavicule droite ; diminution du murmure vési-culaire en ce point ; vibrations thoraciques conservées.

En arrière, à droite, submatité, souffle tubaire entremêlé de râles crépitants à bulles fines apparaissant par poussées à la fin de l'inspi-ration dans les trois quarts inférieurs du poumon.

Dyspnée peu intense, pas de toux, pas de délire.

25. — Même état, potion rhum 60 gr. et extrait quinquina 4 gr. ; lait, bouillon.

26. — Température toujours très élevée. Signes physiques per-sistent.

M. Hallopeau prescrit la kairine par paquets de 50 centigrammes à une heure et demie d'intervalle chaque.

Heures d'administration et doses.		Températures rectales.	
11 heures.	0.50	11 heures 1/2.	40°,8
Midi 1/2	0.50	1 heure 1/2.	40°,1
2 heures.	0.50	3 heures.	40°,6
3 heures 1/2	0.50	4 heures 1/2.	39°,8
5 heures	0.50	6 heures 1/2.	37°,5
6 heures 1/2	0.50		
8 heures	0.25		

A 1 heure le malade est inondé de sueurs. Sa chemise et ses draps sont mouillés. On le change à 1 heure et demie. Aussitôt après fris-son prolongé intense d'une demi-heure de durée.

A 4 heures le malade est encore inondé de sueurs. On le change pour la deuxième fois.

A 6 heures sueurs toujours abondantes ; on le change de chemise pour la troisième fois.

A six heures et demie, râles crépitants dans toute l'étendue du poumon droit en arrière; en avant diminution du murmure vésiculaire et tympanisme.

A 9 heures frisson d'une demi heure; les sueurs ont persisté jusqu'à 8 heures du soir.

27 février. — Douleur vive au creux épigastrique; pas de vomissements ni diarrhée, douleur accrue à la pression, fièvre vive 40°,5 à 9 heures du matin. Rhum, extrait de quinquina.

28 février. — Fièvre vive; pas de délire, le soir dyspnée peu prononcée, pas de toux, abattement, langue sèche.

1 mars. — Même état.

2 mars. — Veut quitter l'hôpital, délire, agitation, langue sèche, 39°,4. Urines très abondantes 2 lit. 600. Sirop thébaïque 30 gr.

Tombe dans le coma à 3 heures.

3 mars. — Mort à 9 heures du matin.

4. — *Autopsie.*

Hépatisation grise totale du poumon droit. Poumon gauche congestionné.

Cœur volumineux; caillots organiques dans les ventricules.

Foie congestionné.

Rein gauche 230 grammes, droit 200 grammes, lisses, rouges, congestionnés; capsules se détachent facilement. Dans l'une des pyramides de Malpighi près du sommet plaque d'un blanc jaunâtre dure, lisse, envoyant des prolongements radiés. Autres organes sains.

Observation III

Communiquée par M. Giraudeau, interne du service de M. Hallopeau.

Le nommé X... cocher, âgé de 18 ans, entre le 24 février à l'hôpital Saint-Antoine, service de M. Hallopeau, lit n° 10, salle Axenfeld.

Pas d'antécédents héréditaires; pas de maladies antérieures. Habite Paris depuis 3 ans.

Il y a 15 jours frissons, céphalalgie, perte d'appétit; continue à travailler; abattement augmente au bout de huit jours; il est alors obligé d'interrompre son travail.

Garde le lit chez lui une partie de la journée; céphalalgie surtout vespérale, fièvre le soir, inappétence, pas de diarrhée, pas d'épistaxis. Amaigrissement rapide, toux sèche.

État actuel. — Maigreur assez prononcée; peu développé, face pâle, imberbe.

Fièvre vive, pouls fréquent 100, petit, régulier, peau sèche. Abattement, langue saburrale, humide, inappétence, ventre plat, pas de douleur dans la fosse iliaque, pas de taches, pas de diarrhée. Toux assez fréquente, pas de râles sibilants mais au sommet droit en arrière submatité et respiration rude, diminution des vibrations. En avant, mêmes symptômes. Rien au cœur; rien dans l'urine.

25. — Même état, le matin pas de fièvre 37°,6; le soir 40°,2.

26. — Toux fréquente, expectoration muqueuse, aérée; mêmes signes stéthoscopiques 37°,4 et 40°,8. Julep Diacode.

27. — Même état; sulfate de quinine 75 centigrammes.

28. — Sulfate quinine 1 gramme 25 centigrammes.

1er *mars.* — Souffle rude aux deux sommets, toux très fréquente fièvre vive matin et soir.

2 mars. — Même état; administration de kairine par paquets de 50 centigrammes d'heure en heure.

A pris de midi à six heures 7 paquets, soit 3 gr. 50 de kairine.

Avant l'administration de chaque paquet a pris quelques gorgées de tisane.

11 h. 1/2 T. R = 39°,6 (1/2 heure avant l'administration).

2 h. — = 38°,8 (après 3e paquet ou 1 gr. 50).

4 h. — = 37°,4 (après 5e paquet ou 2 gr. 50).

6 h. 1/2 — = 35°,8 (demi-heure après 7e paquet ou 3 gr. 50).

9 h. — = 37°,8 (3 1/2 après dernier parquet).

11 h. 1/2 — = 40°,5 (5 1/2 après dernier paquet).

A 2 h. — Le malade est en sueurs depuis une heure; on l'a changé une fois de chemise; pas de frissons. Se sent assez bien.

A 4 h. — Sueurs très abondantes, sensation de froid. Pas de bourdonnements d'oreille, pas de troubles de la vue. Pouls régulier 90. Tousse très peu.

A 6 h. 1/2. — Frisson ayant commencé depuis un quart d'heure ; claque des dents ; inondé de sueurs froides ; pouls petit, régulier 86 ; battements cardiaques bien frappés, pas de douleurs à l'épigastre. Respiration 18.

A 9 h. — Frisson dure encore ; il est même plus prononcé qu'à 6 heures et demie ; on a tout fait pour réchauffer le malade. A vomi du lait sans trop d'efforts. Le pouls est très petit, très fréquent, très dépressible. On ne peut le compter.

A 11 h. — Le frisson a cessé depuis une heure ; la température s'est relevée 40°,5, le pouls est à 125, la respiration à 26°. A vomi pour la seconde fois du lait coagulé. Urines peu abondantes, mousseuses, d'un vert noirâtre, pas de sueurs.

3 mars, 5 h. matin. — 37°,8 ; à 9 h. 37°,4. Se sent mieux. Pouls 108. Pupilles très dilatées. Sulfate quinine un gramme.

4. — Même état ; pas de traitement ; délire nocturne.

5. — Kairine d'heure en heure de 5 heures à 10 h. du matin. A pris cinq paquets de 50 centigrammes, soit 2 gr. 50 ; température avant l'administration 39°,6 ; il était en sueur à ce moment. A six heures du matin on le change de chemise ; sueurs abondantes.

5 h.	matin	= 39°,6
7 h.	—	= 37°,8
8 h. 1/2	—	= 36°,
9 h. 1/4	—	= 35°,8

A 9 heures, cyanose : lèvres violettes, peau pâle, pouls 86. A partir de 11 heures et demie paquet de 25 centigrammes d'heure en heure, jusqu'à 5 heures et demie. Total 7 paquets de 25 et 5 paquets de 50 centigrammes dans la journée ; en tout 4 gr. 25.

11 h. 1/2	= 34°,8
1 h. 3/4	= 36°,8
3 h. 1/2	= 40°,8

$$5\ \text{h. } 1/2 \quad = 39°,8$$
$$8\ \text{h.} \quad\quad = 40°,2$$

De dix heures à deux heures pas de sueurs; pas de délire; pas de phénomènes généraux ; urines vert foncé, presque noires.

A 2 heures. — Frisson d'une demi heure ; claque des dents ; vomissement de lait. Température se relève aussitôt.

A 3 heures et demie. — Fièvre vive; pouls plein, fréquent 120 ; assoupissement.

A 5 heures et demie. — Face rouge, peau sèche, pouls 110, dicrote, régulier.

6 mars. — A dormi un peu, pas de délire; ce matin face pâle. T = 39°,4.

7 mars. — A vomi une fois ; face pâle.

8. — Même état ; deux verres Sedlitz, 1 gr. 50 de quinine.

9. — Abaissement de la température 35°,8. Algidité, yeux excavés, lèvres cyanosées, pouls petit. Râles fins sous la clavicule gauche.

Douleur vive dans l'abdomen ; pas de ballonnement, douleur accrue à la pression ; incontinence des matières fécales ; vomissements noirâtres.

10 mars. — Vomissements continuent; douleur vive dans l'abdomen ; faciès cholérique ; langue rouge un peu humide. Ventre un peu tendu, douloureux. Douleur vive à la pression dans la fosse iliaque gauche. Pouls très fugace, petit, impossible à compter.

Mort à neuf heures du soir.

On vient de lire que le malade était un jeune homme de 18 ans, délicat, imberbe, atteint de tuberculose miliaire aiguë.

A son entrée à l'hôpital le 24 février, la fièvre est vive le soir et presque nulle le matin. Mais çette rémission matinale disparaît bientôt, dès le 1ᵉʳ mars elle a complètement disparu. Le thermomètre oscille matin et soir autour de

40° malgré l'administration quotidienne de 1 gr. 25 de sulfate de quinine.

Le 2 mars, le malade prend toutes les heures, à partir de midi jusqu'à 6 heures du soir, 50 centigrammes de chlorydrate de kairine; la température à 2 heures n'est plus qu'à 38°; à 4 heures, elle tombe à 37° et à 6 h. 1/2 elle est à 35°,8. On cesse le médicament, et à 11 heures, le thermomètre est remonté à 40°,6.

L'abaissement de la température a été poussé un peu trop loin, mais à part la petitesse du pouls, on n'a rien noté d'alarmant; pas de cyanose, pas de dyspnée ni de refroidissement des extrémités ; en un mot, pas de symptômes de collapsus algide.

Le seul fait à noter sont les vomissements ainsi que l'intensité et la longue durée du frisson qui s'expliquent d'ailleurs fort bien par l'abaissement considérable de la température et le degré élevé où elle est remontée.

Le lendemain le malade se sent mieux mais la fièvre persiste aussi élevée qu'avant l'intervention.

Le 4 mars on administre une seconde fois de la kairine avec le même succès ; la température descend même plus bas que le 2 mars : elle marque seulement 34°,8 à 11 heures 1/2 du matin ; cependant on n'observe rien d'inquiétant « le malade était calme et sans dyspnée. Le pouls battait 80 fois par minute; il avait sa force normale; il n'y avait aucun des phénomènes qui caractérisent le collapsus algide (1). » On note seulement un peu de cyanose; on

1. Hallopeau. — *Bulletin de thérap.* 30 mars 1883.

ne donne plus alors que des doses de 25 centigrammes ;
elles n'empêchent pas la chaleur de se relever de nouveau
au point d'atteindre 40°,8 à 3 heures et demie (*voir fig.
III*).

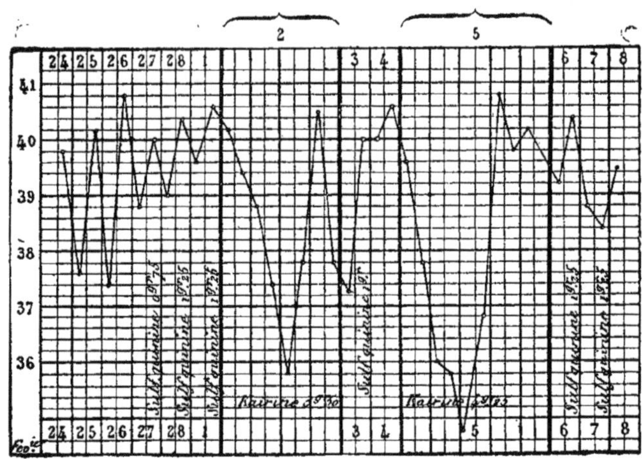

Fig. 3.

Cette élévation s'accompagne d'un frisson d'une demi
heure de durée et d'un nouveau vomissement.

Quatre jours après, cyanose, vomissements noirâtres,
incontinence des matières fécales, douleur vive dans la fosse
iliaque gauche. Algidité, pouls petit, fugace. Mort le 10
mars à 9 heures du soir.

La famille du malade ayant formé opposition, l'autopsie
n'a pu être faite, mais, il paraît certain que ce jeune
homme a succombé à la suite d'une perforation intestinale
déterminée par sa maladie.

Notre quatrième malade était atteint d'une pneumonie

du sommet droit. Il entre à l'hôpital le deuxième jour de sa maladie avec une fièvre intense ; le troisième jour le thermomètre s'élève au-dessus de 40 degrés.

Le 2 avril on lui administre de la kairine par paquets de 50 centigrammes d'abord à une heure et demie, puis seulement à une heure d'intervalle. L'action hypothermique est peu manifeste contrairement à ce que nous avions observé chez les autres malades.

La température oscille autour de 39°, mais ne descend pas plus bas malgré la forte dose ingérée. Nous pensons que le médicament n'a pas été absorbé en totalité ; le malade était en effet très constipé ; sa langue était chargée. Il rend cependant quelques selles moulées dans la soirée. Le lendemain 3 avril, on administre de nouveau la kairine. Cette fois l'action est manifeste et rapide. Dès la 4° dose la température est à 38 degrés ; à 11 heures du matin elle est descendue à 36°,8 et se maintient à 37 degrés avec des doses de 30 centigrammes, pendant 5 à 6 heures. On donne alors des doses de 25 centigrammes, mais celles-ci n'empêchent pas l'élévation de température et l'apparition d'un violent frisson. Le facies est un peu violacé, la malade est faible, brisé, mais se sent mieux pendant l'apyrexie. Le point de côté surtout a notablement diminué.

Le 4 avril, la kairine est reprise dès le matin et l'action est aussi rapide et aussi intense, La température tombe de 40°,6 à 37°,4 à 11 heures et quart, mais la provision du médicament étant épuisée on est obligé de suspendre la kairine et pour tâcher d'éviter le frisson M. Hallopeau ordonne 75 centigrammes de sulfate de quinine. Par ce moyen la température ne remonte pas brusquement et le frisson ne se produit pas.

Le pouls a oscillé dans le même sens que la température.

L'analyse des urines nous a permis de constater une diminution notable de l'urée pendant les périodes d'apyrexie, mais nous n'avons pu isoler la matière colorante, ni avec l'éther ni avec le chloroforme. Une solution étendue de perchlorure de fer versée dans l'urine du malade a fait apparaître une coloration violet foncé observée déjà avec les autres médicaments de la série aromatique (acide phénique, résorine, etc.).

Le lendemain et le surlendemain, la température reste élevée, probablement à cause d'une pleurésie qui s'est développée du même côté que la pneumonie, et la défervescence ne commence que le 7. Au lieu d'être brusque, elle se fait par degrés.

Observation IV (personnelle).

Père et mère : pas d'affections thoraciques. Deux frères morts avec des convulsions.

En juillet 1881 ictère prononcé ayant duré deux mois sans coliques hépatiques antérieures mais à la suite d'une contrariété ; a bu beaucoup pendant son séjour en Afrique.

Vendredi matin 30 mars. — A huit heures du matin, frisson violent de une heure et demie de durée ; en même temps point de côté à droite au-dessous du mamelon. Envies de vomir. Une heure après la fin du frisson, a commencé à tousser et à rejeter des crachats colorés en jaune.

1er avril. (*État actuel*). — Fièvre intense ; violente dyspnée. Respiration 28. — Pouls 124, plein.

Sonorité tympanique au sommet droit et en avant. Respiration normale.

En arrière au sommet droit, matité descendant jusqu'au milieu de la poitrine. Souffle tubaire avec bronchophonie ; quelques râles crépitants fins peu nombreux à l'inspiration, exagération des vibrations thoraciques ; rien à la base droite. Rien au poumon gauche.

Langue large, saburrale. Urines foncées ; le soir fièvre intense 40°,1.

2 avril. — *Administration de kairine.*

Heures et doses		Température rectale	
5 h. matin.	0,50	5 h. m. avant kairine.	=39°,4
6 h. 1/2.	0,50	6 h. 1/2 (après 0,50).	=39°,1
8 h.	0,50	8 h. (après 1).	=39°,4
9 h. 1/2.	0,50	9 h. 1/2 (après 1,50).	=40°,2
10 h. 1/2	0,50	10 h. 1/2 (après 2 gr.).	=39°,4
11 h. 1/2	0,50	11 h. 1/2 (après 2,50).	=38°,6
midi 1/2	0,50	12 h. 1/2 (après 3 gr.).	=39°,1
1 h. 1/2 après midi.	0,50	1 h. 1/2 ap-m (ap. 3,50).	=39°,6
2 h. 1/2.	0,50	2 h. 1/2 après 4 gr.).	=39°,6
3 h. 1/2.	0,50	3 h. 1/2 (après 4,50).	=39°,4
4 h. 1/2.	0,50	4 h. 1/2 (après 5 gr.).	=38°,9
5 h. 1/2.	0,50	5 h. 1/2 (après 5,50).	=38°,9
6 h. 1/2.	0,50	6 h. 1/2 (après 6 gr.).	=39°
7 h. 1/2.	0,25	7 h. 1/4 (après 6,25).	=40°,9
8 h.	0,25	8 h. (après 6,50).	=40°,3

A cinq heures avant l'administration de la kairine se plaint de douleurs dans l'épaule droite. Un quart d'heure après avoir pris le premier paquet commence à transpirer légèrement.

A huit heures, sensation de malaise, frisson, horripilations, peau moite, point de côté intense.

A neuf heures P. = 120 ; T. R. = 40°.

A dix heures, sueurs abondantes. R. = 22 ; P. = 100 ; à dix heures et demie on le change de chemise.

11 h. 1/2. — Le malade se sent un peu mieux ; pas de céphalalgie ni de bourdonnements d'oreilles, mais, faiblesse assez prononcée. Sueurs persistent, mais peu abondantes, acides, pupilles contractées.

12 h. 1/2. — Frisson généralisé depuis un quart d'heure ; on donne 50 centigr. de kairine, le frisson cesse un quart d'heure après.

1 h. 1/2. — Vomissement de lait caillé au moment où il veut avaler une nouvelle dose. P. = 112 ; R. = 26 ; T. R. = 39°,6.

Pas ou très peu de sueurs. Pupilles toujours un peu contractées, urine un peu ; urines d'un jaune verdâtre très clair, acides renfermant un léger nuage d'albumine, pas de sucre. La couleur verdâtre n'est pas isolable par l'éther ni pas le chloroforme. Urée 27 gr. par litre au lieu de 31 gr. que contenait l'urine du matin.

2 h. 1/2. — Pupilles toujours un peu contractées ; légers tremblements des doigts et de la langue (le malade est un peu alcoolique et présentait déjà ce tremblement avant l'administration de la kairine). Se sent bien ; pas de céphalalgie ni de bourdonnements d'oreille, envie de dormir. P. = 90 ; R. = 26 ; T. R. = 39°,6.

3 h. 1/2. — Sueurs assez abondantes, acides ; le point de côté a disparu et ne reparaît qu'à l'occasion des quintes de toux. P. = 104 plein ; R. 24 ; T. = 39°,4.

4 h. 1/2. — Sueurs persistent mais moins abondantes ; joues, lèvres, ongles violacés. Se sent très bien.

T. = 38°,7 ; R. = 26 ; P. = 100 plein.

Légers frissons vers 6 heures et demie ; selles dures peu abondantes à 7 heures ; frisson plus intense à 10 heures du soir. P. = 100 ; R. = 32.

Urines de la journée du 2 avril, 5 à 600 grammes, très peu colorées, très chargées de sels.

Urines de la nuit du 2 au 3 avril, 500 grammes d'un vert foncé, tirant sur le noir. Urée 23 gr. par litre.

En ajoutant à l'urine quelques gouttes d'une solution étendue de perchlorure de fer, il se forme un coagulum coloré en jaune verdâtre ; au-dessus l'urine prend une coloration rouge vineuse, violette.

3 avril. — 5 h. — 40°,5 ; insomnie, agitation pendant la nuit. On redonne de la kairine.

9 h. — Se sent faible, brisé, mais ne souffre pas, 37°,5.

10 h. — Pupilles punctiformes, facies toujours violacé ; somnolence très prononcée ; sueurs assez abondantes, on le change de chemise. On donne seulement 30 centigr. de kairine. Souffle au sommet droit et en arrière, râles sous-crépitants.

11 h. — T. R = 36°,8 ; P = 88 ; R = 30.

7 h. soir. — T. R = 41°,2 ; P = 140 ; R = 32.

Heures et doses.		Température rectale.	
5 h. matin	0,50	5 h. (avant kairine). .	= 40°,5
6 h.	0,50	6 h. (après 0,50). . .	= 39°,5
7 h.	0,50	7 h. (après 1)	= 38°,9
8 h.	0,50	8 h. (après 1,50) . . .	= 38°
9 h.	0,50	9 h. (après 2 gr.). . .	= 37°,5
10 h.	0,30	10 h. (après 2,50) . .	= 37°,2
11 h.	0,30	11 h. (après 2,80) . .	= 36°,8
12 h.	0,30	12 h. (après 3,10) . .	= 37°
1 h. après midi.	0,30	1 h. (après 3,40) . .	= 37°
2 h.	0,30	2 h. (après 3,70) . .	= 37°
3 h.	0,25	3 h. (après 4)	= 37°
4 h.	0,25	4 h. (après 4,25) . .	= 37°,1
5 h.	0,30	5 h. (après 4,50) . .	= 37°,4
6 h.	0,50	6 h. (après 4,80) . .	= 39°,5
7 h.	0,50	7 h. (après 5,30) . .	= 41°,2
8 h.	0,50	8 h. (après 5,80) . .	= 40°
		10 h. (après 6,30) et 2 h. après la dernière dose, violent frisson.	
4 avril.		5 h. (av. l'administr.)	= 40°,6
6 h.	0,50	6 h. (après 0,50) . .	= 39°,4

Cirat

Heures et doses		Température rectale	
7 h.	0,50	7 h. (après 1)	=39°
8 h.	0,50	8 h. (après 1,50) . .	=38°,9
9 h.	0,50	9 h. (après 2)	=38°,9
9 h. 3/4	0,25	9 h. 3/4 (après 2,50)	=38°,3
10 h. 1/2	0,25	10 h. 1/2 (après 2,75)	=37°,8
11 h. 1/4 . .	0,75 de s. de q.	11 h. 1/2 (après 3) . .	=37°

A 9 heures, sueurs abondantes ; sentiment de lassitude ; insomnie et agitation pendant la nuit ; cependant, se sent assez bien.

9 heures 3/4. — P. = 88 ; R. = 28 ; T.R. = 38°,3.

Crachats visqueux colorés en jaune ; pupilles contractées, sueurs, pas de prostration ni de cyanose. Souffle au sommet droit en arrière. Sclérotiques un peu jaunâtres comme les jours précédents.

Urines du soir et de la nuit 800 grammes d'un vert foncé renfermant 14 grammes 3 d'urée par litre.

Urines de 4 heures du matin jusqu'à 8 heures, 450 grammes contenant 22 grammes d'urée par litre ; elles sont bien moins foncées que les précédentes et offrent seulement un reflet verdâtre.

Traitée par une solution étendue de perchlorure de fer l'urine donne une réaction violet foncé.

11 heures 1/2. — 75 centigrammes, sulfate quinine en 2 doses.

Dans l'après midi la température remonte mais lentement, de sorte qu'il ne se produit pas de frisson. Le soir à 8 heures, 40°.

Urines de la journée jusqu'à 8 heures du soir 1100 grammes d'un vert jaunâtre ; urée 29 grammes 3 par litre.

Urines de 10 heures du soir présentent à peine un reflet verdâtre ; 200 grammes.

5 *avril.* — Les urines de 4 heures du matin sont normales comme couleur 250 grammes, urée 35 grammes par litre.

Coloration violette de moins en moins foncée depuis hier avec la solution de perchlorure de fer. Pas de réaction avec les urines de 8 à 9 heures, mais elles contiennent 38 grammes d'urée par litre. La nuit a encore été un peu agitée ; le malade se sent bien, mais il est complètement brisé ce matin.

Râles de retour au sommet droit en avant; souffle en arrière. T. 40°,2 a 5 heures du matin. 2 verres sedlitz à 6 heures.

Vers midi le malade se plaint d'une violente douleur de côté. Cette douleur détermine une dyspnée très vive pour laquelle on lui applique 30 ventouses sèches et on lui injecte 1 centigramme de morphine.

Potion tonique — cannelle et extrait quinquina.

6 avril. — Température 39° ; douleur à la pression près du mamelon droit et vers les attaches du diaphragme, mais d'une manière vague. Rien au cou sur le trajet du phrénique.

Urines fébriles normales, 12 à 1300 grammes ; pouls plein, régulier, frottements pleuraux au sommet droit et en avant de la poitrine. Potion quinquina ; injection de morphine.

Le soir, température $= 40°,8$.

7 avril. — Pouls 116, température 39°,2.

La douleur s'amende ; au-dessous de la clavicule droite, frottements forts jusqu'au cinquième espace intercostal.

Au sommet et en arrière, des râles crépitants de retour ; le souffle diminue. En bas, en arrière et à droite, quelques frottements; potion, extrait quinquina. Le soir, 39°,9. Urines, 1,600 gr.

8 avril. — Le matin, 38°,1 ; le soir, 39°,9. Urines, 1,200 gram.

Submatité à la base droite, diminution du murmure vésiculaire.

9 avril. — 38°,4 le matin ; 39°,4 le soir. A la base droite et en arrière, les vibrations sont affaiblies, le son amoindri, souffle léger, pas d'égophonie.

Souffle diminue au sommet droit en arrière, frottements pleuraux en avant ; râles crépitants de retour sous l'aisselle, pouls plein.

Point de névralgie intercostale (antérieur, moyen, postérieur) vers le huitième espace intercostal.

Injection : 1 centigr. de morphine. Potion : quinquina.

10 avril. — Matin, 38° ; soir, 39°. Potion, extrait quinquina.

11 avril. — Matin, 37°,8 ; les trois points de névralgie intercostale persistent très nets. Mêmes signes que le 9 à la base droite.

CHAPITRE VI

INDICATIONS DE LA KAIRINE

L'action antipyrétique de la kairine étant constante et des plus manifestes, il importe pour se rendre compte des *indications* multiples de ce nouveau médicament :

1° De rechercher si l'hyperthermie en elle-même offre de sérieux dangers?

2° S'il n'y a pas inconvénient dans certains cas à supprimer la fièvre ?

Ces deux premiers points étant établis, nous rechercherons quelles sont les maladies qui, en raison de l'élévation considérable de la température à laquelle elles donnent lieu ressortissent à cette médication. Nous passerons alors en revue les différents cas où la kairine a été déjà administrée et nous verrons quels en ont été les effets.

Enfin nous terminerons par une étude comparée de la kairine et des autres antithermiques et antipyrétiques connus.

A. — *L'hyperthermie est-elle un danger par elle-même.*

Nous ne sommes plus au temps d'Hippocrate ou de Galien qui considéraient la fièvre comme un acte salutaire, comme un effort curatif de la nature ou comme un moyen de dépuration des humeurs viciées.

L'étude attentive de l'hyperthermie et de ses conséquences immédiates a suffi pour faire justice de ce pré-
jugé ; et, de nos jours, physiologistes et cliniciens sont
unanimes à reconnaître que loin d'être salutaire le mouvement fébrile est toujours nuisible et souvent mortel.

Nous ne parlons bien entendu ici que de l'hyperthermie
notable et persistante, par conséquent indépendante de
toute excitation passagère. Autrement, comme l'a fait
observer M. le professeur Hardy, l'hyperthermie passagère
n'a pas de valeur, fût-elle même de 42°.

Bien plus, d'autres troubles que ce trouble thermique
sont nécessaires pour constituer un danger imminent ; il
convient par exemple de tenir compte de l'état et de la fréquence du pouls qui ont une importance capitale, de
rechercher si le malade ne présente pas d'incoordination
des mouvements ou du délire pour établir un pronostic
exact.

C'est ce qu'a démontré M. le professeur Peter dans son
récent discours à l'Académie de médecine sur le traitement
de la fièvre typhoïde.

Il a rappelé deux observations recueillies dans son service
à la Charité et dans lesquelles une température de 40 degrés à 40°,8 pendant douze jours dans un cas et pendant
quatre jours dans l'autre, n'a pas empêché les malades de
guérir, parce que chez eux « il n'y avait pas d'autre
« trouble fonctionnel que celui qui correspond à l'irritation
« du centre thermogène... Pour moi, ajoute M. Peter,
« malgré ces hautes températures, mes malades n'ont pas
« eu de fièvre (1). »

1. Peter. Discours à l'Académie de médecine, 1833.

C'est peut-être aller un peu loin. Nous admettons bien volontiers avec l'éminent médecin de la Charité que l'hyperthermie n'est pas l'unique cause de la gravité du mal ; mais elle en est une des expressions possibles et sa persistance peut par elle seule constituer un réel danger.

Nous li-ons d'ailleurs dans Claude Bernard : « La chaleur fébrile portée à un certain degré peut amener la mort de l'animal. Chez l'homme on a vu rarement la température dépasser 41°,9 pendant plusieurs jours sans terminaison fatale. Les effets de la chaleur fébrile peuvent être comparés à ce qu'on observe chez les animaux : elle agit sur la fibre musculaire et notamment sur la fibre musculaire du cœur, du diaphragme et des muscles intercostaux (1). »

On sait qu'en effet les lésions musculaires prédominent dans les pyrexies.

Mais les expériences de l'illustre physiologiste ne satisfont point M. le professeur Peter ; et, quand Cl. Bernard écrit que chez un moineau placé dans une étuve à 65°, la mort est survenue après quatre minutes avec une température rectale de 49° et un arrêt complet du cœur, M. Peter répond : « mais ce cœur était cuit, cuit « à l'étuvée » comme le reste de ses muscles, car la viande plongée pendant quelques minutes dans l'eau à 50 degrés s'y coagule ; toutes les cuisinières le savent (2). »

Les circonstances, il est vrai, ne sont pas les mêmes chez un fébricitant et chez un animal plongé dans une

____

1. Claude Bernard. 21ᵉ leçon, page 381 et suivantes. Expériences sur l'influence de la chaleur sur l'organisme.

2. Peter. *Discours à l'Académie.*

étuve à 65°. Chez ce dernier, la réfrigération pulmonaire ne peut pas s'accomplir ; enfin comme il ne peut pas suer, il ne peut pas perdre de calorique par la peau. Au contraire, la chambre du fébricitant est à 15° ou 18°, et sa température peut s'abaisser grâce au rayonnement, à la réfrigération par les poumons et à la sueur. L'objection est donc juste, mais elle ne prouve rien ; il ne s'en suit pas que l'élévation de la température fébrile ne constitue pas un danger quand elle atteint un certain chiffre et une certaine durée.

Au reste, il nous sera facile de le prouver ; il nous suffira pour cela d'étudier et d'analyser les symptômes et les effets de la fièvre.

« La fièvre est caractérisée par la combustion rapide « des matières albuminoïdes et hydrocarbonées ; elle intro- « duit dans le sang un grand nombre de matières excré- « mentitielles, qui aggravent encore les symptômes auxquels « l'échauffement des centres nerveux peut à lui seul don- « ner naissance... » « Elle est un danger pour l'organisme, « car elle active la dénutrition et par conséquent ne peut « servir qu'à hâter la dégénérescence des organes et des « tissus (1). »

Cette consomption, comme le dit M. le professeur Sée dans son discours à l'Académie de médecine sur le traitement de la fièvre typhoïde, est prouvée :

a. — Par l'élimination excessive de l'urée ;

b. — Par la surproduction de l'acide carbonique ;

c. — Par la disparition de la graisse.

1. *Lereboullet,* article *Fièvre du Dictionnaire encyclopédique des sciences médicales.*

Et, cette dénutrition est d'autant plus grave ; les effets
en sont d'autant plus rapides et plus désastreux que, dans
la grande majorité des cas, on se trouve dans l'impossi-
bilité d'atténuer ces pertes par une alimentation réparatrice :
1° soit parce que l'état du malade ne lui permet pas de
prendre des aliments ; 2° soit parce que ces aliments ne
peuvent alors être assimilés.

Mais outre cet arrêt du mouvement nutritif, indépen-
damment de cette autophagie déjà si grave, « Liebermeis-
« ter affirme qu'une élévation considérable de la tempéra-
« ture suffit à provoquer la dégénérescence des muscles,
« à coaguler la myosine, à paralyser le cœur, à déterminer
« une perturbation du système nerveux (1). »

L'effet sur les vaisseaux n'est pas moins manifeste. Les
endocardites ne sont pas rares, et la fréquence du pouls
qui s'observe ordinairement avec l'hyperthermie vient encore ajouter à la gravité du pronostic.

Mais ce ne sont pas là les seuls accidents. La dégénérescence granulo-graisseuse des viscères est presque la
règle.

Sur 174 autopsies de fièvre typhoïde observées par Lie-
bermeister, la *stéatose du foie* ne manqua que trente fois.

Les *reins* sont aussi souvent le siège d'altérations in-
flammatoires et de *stéatoses* dans la fièvre typhoïde.

Ces altérations ne sont pas spéciales à cette maladie.
On peut les rencontrer dans toutes les fièvres graves,
c'est-à-dire dans tous les cas d'hyperthermie persistante.
« Ce qui prouve bien, dit M. le professeur Sée (2), qu'il

1. Lereboullet, art. Fièvre, du *Dict. Ency. des Sc. méd.*
2. Sée. *Discours à l'Académie de médecine.*

« s'agit de lésions dues à la chaleur, c'est qu'en soumet-
« tant les animaux (lapins et chiens) à des températures
« graduellement excessives, on peut faire naître la dégé-
« nérescence des muscles, du cœur et du foie » (Iwachke-
witz, *in Jahres bericht*, 1870. — Wicklam Legg, *in tran-
saction of the path soc.*, p. 24).

La conclusion de tout ceci est facile à prévoir, c'est que la
fièvre peut par elle-même donner la mort, et de fait, dans
un grand nombre de maladies fébriles la mort survient en
effet sans qu'il existe de lésions organiques capables d'en
rendre suffisamment compte.

Nous savons également, d'après M. Charpentier, que,
dans la majorité des avortements survenant dans les cours
de maladies fébriles, l'élévation persistante de la température maternelle suffit pour expliquer la mort du
fœtus (1).

Passé 41° le danger est pressant; les chiffres de 42° ou
les plus élevés indiquent presque toujours une terminaison
fatale.

Sans doute, nous l'avons déjà dit, nous ne prétendons
pas que l'hyperthermie constitue tout le danger; il convient
également de tenir compte de tous les autres symptômes tirés
de l'examen du malade surtout du pouls et de l'état du
cœur, mais le danger inhérent à cette élévation de température est assez grand, assez imminent par lui-même pour
qu'il soit naturel de nous efforcer de le combattre.

1. Charpentier, *Traité d'accouchements.*

B. — *Y a-t-il inconvénient à abaisser la fièvre?*

Reste à savoir si cette tentative de jugulation de la fièvre n'offre pas d'inconvénients, et, après avoir montré la série d'accidents déterminés par l'hyperpyrexie, il s'agit de rechercher dans quelles limites il convient d'effectuer cet abaissement. Il y a là une question de mesure. Ce qu'il faut, c'est diminuer la température en excès afin d'atténuer les pertes de l'organisme brûlé par la fièvre ; et, quand il s'agit d'une pyrexie à cycle défini, le but à atteindre est, par une apyrexie relative, de fournir au patient, sans troubler l'évolution de la maladie, les moyens d'arriver sans grands dommages à la convalescence naturelle.

L'expérience a démontré qu'en agissant ainsi, on rend de réels services aux fébricitants, et que le bien être et le bénéfice qui en résultent sont d'autant plus manifestes qu'on maintient les malades à des températures voisines de la normale.

C. — *Maladies où l'action antipyrétique de la kaïrine peut rendre des services.*

Les maladies où la fièvre, par son intensité ou sa durée, est dangereuse par elle-même sont assez fréquentes.

Nous ne citerons que les principales :

La *fièvre typhoïde* où l'hyperpyrexie continue dure deux semaines et plus.

Le *rhumatisme cérébral* dans lequel la température s'élève jusqu'à 42 degrés.

La *septicémie*, et nous avons vu que dans un cas le professeur Filehne avait retiré de grands avantages de l'administration quotidienne et prolongée du chlorhydrate de kairine. Il a pu ainsi maintenir sa malade pendant des semaines dans un état d'apyrexie complet et cette dame en éprouvait un tel bien être qu'elle craignait de voir le médicament manquer.

Certaines pneumonies. — Nos observations personnelles prouvent que l'action antipyrétique de la kairine se manifeste avec toute son intensité même dans cette maladie où tous les autres antipyrétiques échouent. Cette action est des plus remarquables. Nothnagel et Rosbach nous disent bien, il est vrai, que l'administration de cinq grammes de sulfate de quinine aurait produit un abaissement marqué de la température chez des pneumoniques dans des essais tentés en Allemagne ; mais, nous ferons observer qu'il s'agit là de doses toxiques et que le bénéfice de l'apyrexie obtenue ainsi est bien faible en compensation des dangers que l'on fait courir aux malades.

Il ne paraît pas en être de même avec le chlorhydrate de kairine.

Celui-ci n'agit d'ailleurs ici que comme antipyrétique et nullement sur la marche et la durée de la maladie qui évolue de même si on interrompt la médication.

CHAPITRE VII

1° Nous abordons là un sujet délicat et obscur. Aussi, ne nous y arrêterons-nous que peu de temps.

La première idée qui vienne à l'esprit est de rechercher si l'abaissement de température ne serait pas produit par *l'évaporation des sueurs* ?

Celles-ci sont, il est vrai, très abondantes, mais elles manquent chez l'homme sain et chez les animaux ; elles cessent aussitôt que l'abaissement de température est produit. Pendant la période d'apyrexie obtenue par la kairine, l'action antipyrétique du médicament continue, cela est incontestable, puisque sans cela la température du malade remonterait au chiffre initial, et cependant, on n'observe pas de sueurs.

Ces objections sont d'un grand poids ; mais ce ne sont pas les seules. Avec le jaborandi ou son alcaloïde la pilocarpine qui est le plus actif de tous les sudorifiques connus, on ne parvient jamais à abaisser la température de plus de 0°,6 (expériences de Van Oye chez les fébricitants, injections sous-cutanées de nitrate de pilocarpine).

Concluons donc en disant que la réfrigération causée par l'évaporation des sueurs ne peut avoir, si tant est qu'elle en ait une, qu'une part minime et tout accessoire dans les effets antipyrétiques de la kairine.

2° Est-ce à l'*action sur* la circulation qu'est due l'hypothermie? Pour admettre cette hypothèse, il faudrait avoir constaté un abaissement de la pression sanguine avec ralentissement du pouls et les expériences manquent à ce sujet.

Au reste, nous n'y croyons guère. L'action sur le cœur ne nous paraissant pas être suffisante à doses thérapeutiques.

3° Peut-être pourrait-on encore invoquer une *action spéciale sur les parties des centres nerveux qui président à la production et à la régularisation thermique*. L'existence d'un centre thermogène paraît, en effet, démontrée depuis que Brodie a observé un fait de fracture de la colonne vertébrale à la région cervicale avec déchirure de la moelle et élévation de la température générale à 43°. Mais ce n'est pas là une explication ; c'est une hypothèse qu'on ne peut vérifier.

4° Nous croyons pour notre part, que dans l'état actuel de nos connaissances, il est plus naturel d'expliquer cette action hypothermique de la kairine d'une manière analogue à l'interprétation que M. Vulpian a donnée de l'action antithermique du salicylate de soude en invoquant une action directe et paralysante sur les éléments cellulaires eux-mêmes.

Il en résulterait des phénomènes vitaux moins actifs, une combustion moins énergique et partant la diminution de la chaleur. de l'urée et de l'acide carbonique qui ne sont que la résultante et les produits des actions chimiques et des échanges qui constituent le mode d'activité vitale des cellules organiques.

Cette manière de voir est rendue assez vraisemblable

par les recherches de Binz sur la quinine. Binz a, en effet, montré que la quinine agit directement sur le protoplasma cellulaire sans l'intermédiaire du système nerveux. « Sous l'influence de cet alcaloïde, l'oxygène se fixe d'une manière plus intime à l'hémoglobine et ne peut par conséquent s'en dégager que plus difficilement. Les leucocytes perdent leurs mouvements amiboïdes, se paralysent sous l'influence d'une quantité même très petite d'une solution neutre de quinine. L'action principale de cette substance s'exercerait ainsi sur l'albumine cellulaire et l'abaissement de la température qu'elle détermine pourrait être attribuée à une action ralentissante sur le processus d'oxydation (1). »

1. Rabeau. — Thèse de Paris, 1883.

CHAPITRE VIII

Il nous reste maintenant à comparer l'action de la kairine avec celle des autres médicaments ou agents antithermiques connus (sels de quinine, acide salicylique et salicylate de soude, acide phénique, résorcine, bains froids, etc.).

I. — *Sulfate de quinine.*

A l'état de santé le sulfate de quinine produit des modifications insignifiantes sur la température.

Chez les fébricitants, il agit mieux, mais ses effets sont variables suivant les cas.

Dans la septicémie, il abaisse la température quand on le donne à très hautes doses mais ne sauve généralement pas le malade.

La fièvre de l'*érysipèle traumatique* n'est pas influencée par le sulfate de quinine. Mais, celui-ci suffit dans ce cas pour maintenir l'abaissement de température déterminée par l'alcool.

Dans le *rhumatisme articulaire* l'action antipyrétique est insignifiante.

Il en est de même dans la *pneumonie*, sauf à des doses élevées (4 à 5 grammes) qui peuvent être toxiques. Au reste il n'en résulte pas d'arrêt dans la marche de la maladie.

De fortes doses de sulfate de quinine abaissent la température dans la *fièvre typhoïde* ; mais il n'a pas toujours d'action dans les cas graves. Cependant MM. les professeurs Jaccoud et G. Sée en ont retiré d'excellents résultats.

Dans les états *fébriles intermittents* son action est souveraine et véritablement merveilleuse.

L'élimination de l'urée est abaissée pendant le traitement par le sulfate de quinine de 24 pour 100 avec la dose de un gramme à deux grammes. D'après Kerner et d'après Lintz, 2 grammes de sulfate de quinine abaissent de 39 pour 100 l'élimination de l'urée.

Voyons maintenant les inconvénients et les dangers qu'il détermine :

« A dose faible (1 gramme) les malades ont souvent
« des *bourdonnements d'oreille* ; ils se sentent la tête
« prise. A dose plus élevée les *vomissements* sont fré-
« quents. Les malades éprouvent en outre de l'embarras
« des idées, de la céphalalgie, des vertiges, des battements
« des carotides, plus tard des *hallucinations de l'ouïe* et
« une diminution de l'audition, des *troubles de la vue* ;
« l'acuité visuelle est diminuée.

« A la dose de deux à quatre grammes, marche chan-
« celante, délire, surdité, troubles de la parole, quelquefois
« amaurose, tels sont les phénomènes que l'on peut obser-
« ver. La surdité et les troubles de la vue peuvent persister
« pendant des années.

« Au dessus de quatre grammes, la mort peut survenir
« au milieu de crampes et d'un état de paralysie géné-

« rale ou de collapsus avec troubles respiratoires (respi-
« ration ralentie, irrégulière) (1). »

Les *convulsions* ne sont pas rares à hautes doses ; le
professeur Sée en rapporte un cas dans son Discours à
l'Académie de médecine sur le traitement de la fièvre
typhoïde et il ajoute :

« La thèse de Pereyra (1842) renferme quatre obser-
« vations d'accès épileptiformes dont deux sont devenus
« mortels (2). »

« Chez les animaux les injections hypodermiques de
un gramme de sulfate de quinine ou de sulfate de cincho-
nine sur des chiens de taille moyenne abaissent la température de 0°,4 à 0°,5, rarement davantage. On observe des
abaissements plus considérables chez des animaux intoxi-
qués mortellement par le sulfate de quinine (3). »

II. — *Acide salicylique ; salicylate de soude.*

L'acide salicylique est antiputride et anti fermentescible,
mais il se transforme dans le sang en salicylate de soude
qui ne possède pas ces propriétés. Les effets généraux de
l'acide salicylique et du salicylate de soude se ressemblent
donc entièrement.

Les propriétés de ces médicaments sont aujourd'hui bien
connues en France, grâce aux nombreux travaux de ces
dernières années, et, la liste des auteurs qui les ont étu-
diées est déjà longue. Qu'il nous suffise de citer les prin-

1. Nothnagel et Rosbach. Traité de thérapeutique.
2. G. Sée. Discours à l'Académie.
3. Bochefontaine. Communication orale.

cipaux : M. G. Sée, M. Jaccoud, M. Hallopeau et M. Vulpian.

Leur action chez les fébricitants peut se résumer en
quelques mots : abaissement de la température deux heures
après l'ingestion ; pas d'effets sur le pouls ; bourdonnements d'oreille assez fréquents et de longue durée (6 h.) ;
nausées, plus rares. On note encore hyperhémie cérébrale,
chaleur à la peau, sueurs profuses, diminution de la finesse
de l'ouïe ou de la vue ; rarement du collapsus. Ce sont
des antithermiques remarquables.

« Mes études sur la médication salicylique, dit M. le
« professeur Vulpian, n'ont conduit à reconnaître qu'il n'y
« en a pas une autre aujourd'hui connue (j'excepte les
« bains froids que je n'ai pas expérimentés) qui détermine
« aussi constamment et avec aussi peu de danger pour
« le malade un abaissement notable de la températu-
« ture (1). »

La dose journalière est de deux à trois grammes pour
déterminer un abaissement de 1 à 2 degrés. Dans les
cas intenses, quatre à six grammes sont nécessaires pour
abaisser la température de 2 à 3 degrés. M. Vulpian a même employé jusqu'à sept grammes dans deux
cas.

M. Jaccoud le donne à doses moindres et nous avons vu
dans son service qu'avec 1 gr. à 1 gr. 50 d'acide salicylique, il était parvenu dans le cours d'une fièvre typhoïde à
faire tomber momentanément la température de 40° au
voisinage de la normale. D'ordinaire, à la dose de 1 à 2

1. Vulpian. Discours à lA'cadémie 6 mars 1883.

grammes l'abaissement de la température n'est pas si considérable ; il oscille entre un degré et demi et deux degrés.

On a signalé des *accidents* dans l'administration du salicylate de soude.

Du côté du système circulatoire des congestions et des hémorrhagies (épistaxis, hémorrhagies intestinales).

Avec deux à six grammes introduits dans l'estomac chez un chien, on note un arrêt des mouvements respiratoires après chaque expiration (Bochefontaine). « A fortes doses, la respiration est d'abord excitée, puis paralysée avec des doses plus considérables (1). »

Nous trouvons, écrit le D' Rabeau dans sa thèse, la dyspnée notée sept fois dans nos observations ; deux fois, elle s'est accompagnée de congestion pulmonaire.

Enfin, le système nerveux est fortement touché. « Le « salicylate de soude détermine presque constamment des « bourdonnements, des sifflements ou des tintements d'o-« reille, et un certain degré de dysécée. Tous les auteurs « ont signalé ces phénomènes et nous les avons notés chez « presque tous nos malades (2). »

Les accidents cérébraux sont rares ; quelquefois subdélire, agitation. Le collapsus est également très rare.

Du côté du tube digestif nausées et vomissements mais, en général, la tolérance s'établit bientôt.

Nous lisons dans les conclusions du mémoire que notre maître M. Hallopeau a communiqué à la *Société médicale*

1. Blanchier. Recherches expérimentales sur l'action physiologique du salicylate de soude.

2. Rabeau. Thèse de Paris.

des hôpitaux le 13 août 1880 sur le traitement de la fièvre typhoïde, les propositions suivantes :

« Deux grammes de salicylate de soude suffisent souvent « à produire une action antipyrétique.

« A la dose de 4 grammes et au-dessus, ce médicament « semble pouvoir donner lieu lui-même à des accidents, et « particulièrement exagérer la dyspnée, augmenter la con- « gestion pulmonaire, favoriser la tendance aux hémorrha- « gies et quelquefois provoquer du délire et de l'agita- « tion. »

Les contre-indications seront donc les complications thoraciques, les accidents cérébraux et les hémorrhagies.

III. — *Acide phénique.*

Le phénol exerce sur la température une action dépressive incontestable mais fugace. « Elle dure deux à trois « heures au plus, et souvent, après cet abaissement mo- « mentané il se produit une élévation plus forte qu'aupa- « ravant et précédée d'un violent frisson ; le thermomètre « remonte deux ou trois fois plus vite qu'il n'est des- « cendu (1). »

Mais, ce ne sont pas là ses seuls inconvénients. L'acide phénique provoque aussi des dangers. Il favorise la production de la dyspnée et des congestions pulmonaires, quelquefois le collapsus.

D'après M. Desplats, il est vrai, ces accidents ne se produisent pas quand l'acide phénique est bien administré,

1. Desplats. Traitement de la fièvre typhoïde par l'acide phénique.

c'est-à-dire à doses convenables (?). Mais, tous les cliniciens ne sont pas de son avis ; et, si M. Desplats exonère l'acide phénique de toutes les charges élevées contre lui, son opinion sur l'innocuité de ce médicament n'est pas partagée par tous les observateurs ainsi qu'en témoigne une récente discussion à la Société médicale des hôpitaux.

IV. — *Résorcine.*

La résorcine est encore une substance appartenant à la série aromatique. Elle se rapproche beaucoup de l'acide phénique par sa constitution chimique et quelques unes de ses propriétés.

Le Dr Lichthein qui l'a expérimentée surtout au point de vue antithermique arrive aux conclusions suivantes : « La « résorcine a toujours eu raison même des fièvres les plus « tenaces; la température et le nombre des pulsations bais- « saient également. Toutefois l'abaissement de tempéra- « ture ne dépassait pas un degré et quelquefois était infé- « rieur à ce chiffre.....

« La durée d'action de la résorcine était plus courte « (deux, trois ou quatre heures) que celle de l'acide sali- « cylique et de la quinine (1). »

Chez des fiévreux qui avaient absorbé deux à trois gram. de résorcine en solution ou à l'état solide, Lichthein vit au bout de quelques minutes se produire des vertiges, des bourdonnements d'oreille ; le visage devint rouge, la res-

1. Lichthein. — Resorcin als antipyreticum Schweiger Arzlt cor. : Bl. 1880, n° 14.

piration s'accéléra ; le pouls devint plus rapide et il se montra un peu irrégulier.

Ces symptômes d'excitation cessèrent, il est vrai, quand la transpiration fut établie, mais ils furent suivis d'une fièvre vive. Ce n'est qu'une heure après que la température et le pouls étaient revenus à l'état normal.

Ce sont là des accidents graves. L'abaissement de la température est réel ; il « peut varier dans des proportions « considérables de 0°,2 de degré à 3° ; se produit rapide- « ment après l'injection du médicament mais il n'est que « transitoire (1). »

V. — *Bains froids.*

La méthode de Brandt a excité en Allemagne, il y a quel- ques années, un véritable enthousiasme ; elle paraît y être employée journellement dans les cas d'hyperpyrexie et notamment dans le traitement de la fièvre typhoïde. Il n'en est pas de même en France, et, après la retentissante discussion de l'Académie de médecine, il semble que la question soit jugée et l'emploi méthodique des bains froids condamné à la fois par la physiologie et la clinique.

C'est qu'en effet « l'emploi de l'eau froide ne mérite « pas à proprement parler la qualification de méthode anti- « pyrétique ; ce n'est qu'une méthode antithermique. En « soustrayant au corps du fébricitant une partie de la cha- « leur normale qu'il possède, elle se borne à agir contre « l'un des résultats, contre l'une des manifestations exté-

1. Peradon. Paris 1882, de la Résorcine.

« rieures de la fièvre, l'élévation de la température, mais
« elle ne peut rien contre le processus fébrile lui-même
« tandis que les médicaments antipyrétiques proprement
« dits abaissent la température en restreignant la produc-
« tion même de la chaleur (1). »

« On s'imagine refroidir, par le bain froid, un individu
« comme un morceau de métal, dit M. le professeur Sée.
« On a l'air d'ignorer en certains lieux, que tout organisme
« est pourvu du pouvoir régulateur et producteur de la
« chaleur. »

« Le bain froid a un double effet : il fait contracter les
« petits vaisseaux superficiels c'est-à-dire ralentit la circu-
« lation périphérique, chasse le sang vers le centre et dimi-
« nue ainsi dans une proportion notable les chances de
« refroidissement (2). »

Bien plus, il exagère momentanément la production de
la chaleur ; il augmente l'excrétion de l'urée et de l'acide
carbonique de sorte que physiologiquement, il va contre le
but que l'on se propose.

Sans doute on peut obtenir une action hypothermique
manifeste en prolongeant la durée du bain ou en refroidis-
sant à 10 ou 12 degrés la température du liquide. Dans
ces conditions, dit M. Sée, vous refroidirez le malade, mais
je doute fort que vous puissiez jamais le réchauffer.

Mais, ce ne sont pas là les seules objections qu'on puisse
faire à l'emploi des bains froids. Ils présentent encore des
inconvénients cliniques ; ils sont susceptibles de déterminer
des complications graves.

1. Rabeau, thèse citée.
2. G. Sée, Traitement de la fièvre typhoïde.

M. Teissier de Lyon dit lui-même (1) : « Le bain froid
« n'est pas toujours sans inconvénient ; il peut produire
« des pleurésies, des pneumonies, des péricardites, de
« l'enterorrhagie. »

Ces accidents ne sont pas rares. On a même observé des
syncopes mortelles dans le bain, car il semble que chez un
sujet affaibli l'eau froide augmente encore la faiblesse générale du cœur.

« Ainsi donc, les bains froids n'ont aucune raison d'être
au point de vue physiologique et au point de vue clinique
il offrents de très graves inconvénients (2). »

Il en résulte que leurs indications sont restreintes : ils
peuvent être utilisés avec avantage contre l'ataxie accom-
pagnant un excès de température, mais dans ce cas même,
« l'eau froide agit plus comme tonique que comme refroi-
« dissant (3). »

VI. — *Alcool.*

L'alcool n'est pas à proprement parler un antipyrétique ;
son action à doses non toxiques sur le pouls est à peu près
nulle et son action antithermique peu puissante. Cependant,
« il remplit partiellement l'indication tirée du processus
« fébrile, car il baisse la température, et il dérive sur lui-
« même au profit du malade une partie de la combustion
« pyrétique ; l'autophagie est diminuée (4). »

1. Teissier, Lettre à M. Vulpian.
2. G. Sée. Discours à l'Académie.
3. Peter. *Disc. à l'Académie.*
4. Jaccoud. *Disc. à l'Académie.*

L'alcool n'est pas non plus un aliment ; c'est, comme dit Perrin « une substance qui soutient l'organisme en empê- « chant la dénutrition, en diminuant la dépense mais sans « augmenter la recette. » C'est qu'en effet, il enraye les oxydations ainsi que le prouvent la diminution de l'acide carbonique exhalé et la production moindre de l'urée et c'est à ce point de vue que nous l'étudierons.

Il est ainsi un moyen merveilleux de nutrition indirecte car il résulte de ce ralentissement de la nutrition sans dé- sassimilation que l'individu ne se dénourissant pas, n'usant pas, a moins besoin d'aliments. Il soutient les forces géné- rales de l'individu et trouve ainsi son application pendant toute la durée de la fièvre.

Ce n'est pas à dire que l'alcool doive être l'unique trai- tement de l'hyperpyrexie. C'est un adjuvant plutôt qu'un médicament antipyrétique et M. Jaccoud qui en a retiré de si bons effets dans la fièvre typhoïde à forme adynami- que et à température élevée se garde bien de s'en tenir à l'alcool ; il a encore recours aux lotions froides avec le vinaigre aromatique, et, selon les cas, au bromhydrate de quinine ou à l'acide salicylique.

Les résultats ainsi obtenus sont remarquables.

M. le professeur Sée nous dit aussi qu'il sera toujours utile d'aider l'action de l'alcool par celle du sulfate de qui- nine et que c'est ce traitement combiné qui constitue, d'après son expérience, le véritable moyen de conservation des forces.

Conclusion. — Que devons-nous conclure de ce long parallèle ? Nous avons vu qu'au point de vue physiologique, les *bains froids* n'ont aucune raison d'être, et, qu'au point de vue clinique ils offrent de très graves inconvénients. Ils sont inutiles ou dangereux. Leur emploi ne peut donc être érigé en méthode. Ils devront être réservés pour leurs véritables indications c'est-à-dire pour les cas où l'hyperthermie s'accompagnera d'accidents cérébro-spinaux.

La *résorcine* est encore à l'étude ; elle semble ne déterminer que de faibles abaissements de température, et cela au prix de phénomènes d'excitation passagers. La durée de son action est d'ailleurs fort courte (2 à 3 heures), et inférieure à celle de l'acide salicylique et de la quinine. Quant à *l'acide phénique*, il peut provoquer des dangers sérieux, notamment la production de dyspnée et de congestion pulmonaire. De plus, son action est fugace et inconstante. Aussi son emploi antithermique est-il en général maintenant abandonné.

L'*alcool* n'est, nous l'avons déjà dit, ni un antipyrétique, ni un aliment proprement dit ; cependant on en retirera de grands avantages dans le traitement de l'état fébrile, si on a soin de l'associer à d'autres médicaments, le sulfate de quinine par exemple.

Restent *l'acide salicylique et le sulfate de quinine*. Tous les deux abaissent puissamment la température, mais le premier n'agit que faiblement sur le cœur ; les traces du pouls n'indiquent pas de modification appréciable. Ce n'est donc pas un antipyrétique proprement dit.

De plus M. le professeur Jaccoud a posé à l'emploi des préparations salicylées, des *contre-indications absolues*. Ce sont : « L'alcoolisme, les accidents cérébraux violents, la faiblesse du cœur, les déterminations rénales ou l'intensité des symptômes thoraciques (1). »

Mais lorsqu'il n'y a pas ces contre-indications M. Jaccoud emploie l'acide salicylique et s'en trouve fort bien. Il le donne à la dose de 50 centigrammes à deux grammes par jour en deux fois matin et soir et par doses massives, c'est-à-dire prises en une demi-heure et le continue deux à trois jours à doses égales ou décroissantes. « Les effets antipyrétiques tant immédiats qu'éloignés, dit-il, m'ont toujours paru semblables. »

La quinine est à la fois antithermique et antipyrétique ; elle agit comme moyen sous-oxydant et constitue un précieux médicament cardio-vasculaire. Mais, elle donne quelquefois lieu à des accidents, des bourdonnements d'oreille, de la céphalalgie, des vomissements, voire même des phénomènes beaucoup plus graves comme la surdité, l'amaurose ou dans quelques cas et à hautes doses à des accès épileptiformes mortels.

Il semblerait que dans ces conditions, *le chlorhydrate de kairine* dont l'action antipyrétique est si nette dût être le bien venu. Malheureusement, ce nouvel agent présente, lui aussi, quelques inconvénients. Sans parler de son prix élevé, il convient de tenir compte : de la fugacité de son action qui nécessite l'administration de doses fréquemment répétées et la présence d'un aide intelligent ; de l'intensité des sueurs et de la sensation pénible déterminée par le frisson. Nous avons, il est vrai, indiqué le moyen d'éviter ce dernier inconvénient ; mais ce n'est pas tout. Les phé-

1. Jaccoud. *D. à l'Ac.*

nomènes de cyanose ne sont pas rares puisque nous les avons notés deux fois, et présentent peut-être quelques dangers.

Nos malades ne semblent pas en avoir souffert, mais nos observations sont encore trop peu nombreuses pour nous permettre de donner une appréciation rigoureuse.

Nous concluons donc en disant que l'action antipyrétique de la kairine est des plus manifeste et, peut-être, supérieure à celle des autres moyens antithermiques connus. Mais, nous ne savons pas encore si son emploi ne présente pas quelque danger. C'est là une question à l'étude ; et, il serait téméraire de conclure avant que le temps et l'expérience ne nous aient apporté les éléments nécessaires à la solution de ce problème.

Nous faisons seulement des vœux pour que cette étude incomplète soit reprise pour fixer la science à ce sujet ; car, nous sommes persuadé que la kairine constituera un jour contre les dangers de l'hyperthermie, une des armes les plus puissantes de notre arsenal thérapeutique.

P. S. — Nous apprenons à la dernière heure que « M. Filehne a tout récemment expérimenté la *kairine éthylique* comparativement à la *kairine méthylique* et qu'il a reconnu que son emploi thérapeutique n'offre pas les mêmes difficultés. Il faut en donner une dose notablement plus élevée pour exercer la même action sur la température (un tiers ou la moitié en plus), ses effets se produisent et disparaissent plus lentement ; ils persistent plus longtemps. Les phénomènes de frisson font défaut ou sont sans importance ; on peut en tout cas leur mettre immédiatement un terme en donnant de suite une nouvelle dose du médi-

cament. Les doses élevées, celles de 2 grammes, par
exemple, sont bien supportées ; il n'est pas nécessaire de
les donner comme celles de la kairine méthylique à des
intervalles strictement réguliers. M. Filehne recommande
de procéder de la manière suivante : le premier jour on
donne d'abord 4 doses de 0,50 centigr. à 1 heure d'intervalle. Si la température tombe à 38° on abaisse les heures
suivantes les doses à 0,25 pour revenir à 0,50, si la température remonte ou s'il se produit le plus léger frisson. Si
les 4 premières doses n'ont pas eu d'action antipyrétique
on en donne de 2 à 4 de 1 gr. à une heure d'intervalle ; si
l'action s'est produite mais d'une manière insuffisante, les
doses sont de 0,25 centigr. Quand on a reconnu quel est
le mode d'administration convenable chez un malade, on le
renouvelle les jours suivants ; le médicament ne s'accumule
pas et son action reste la même (1). »

1. Berliner Klin, Wochens 1883, n° 16.

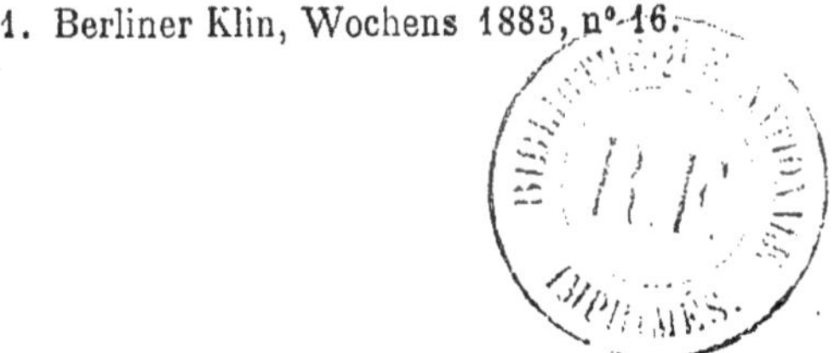

CONCLUSIONS

A. — *Chez les animaux.*

1° L'action de la kairine sur la température est la moins contestable. Il semble même que l'*hypothermie* puisse être poussée très loin mais non sans de graves inconvénients pour l'animal.

2° Le *pouls* a été également influencé mais d'une manière inégale. La diminution du nombre des pulsations a cependant été la règle. Il n'y a pas eu d'irrégularité. Chez les grenouilles le *cœur* a été diminué de volume, est devenu globuleux et dans un cas presque exsangue.

3° Le nombre des *respirations*, après quelques oscillations sans importance, a toujours été diminué.

4° Nous avons observé de la *parésie* ou de la paralysie des membres injectés, une diminution notable de la sensibilité et, quelquefois, de l'*anesthésie* aux mêmes points.

5° L'élimination du médicament nous a paru s'effectuer par l'urine.

B. — *Chez l'homme.*

1° Pas d'action chez l'*homme sain* à la dose de 1 gram. ou 1 gram. 50.

2° Chez les fébricitants, à la dose de 50 centigrammes toutes les heures l'*action antipyrétique* est manifeste ; elle commence environ vingt-cinq minutes après la première dose, et dès la troisième ou la quatrième, elle atteint d'ordinaire le chiffre physiologique normal.

3° Le *pouls* et la *respiration* marchent de pair avec la température ; pas d'irrégularité du pouls. La kairine est donc un antipyrétique proprement dit puisqu'elle agit à la fois sur la température et sur le cœur.

4° La défervescence est constamment accompagnée de *sueurs abondantes* qui cessent aussitôt que l'abaissement de température est obtenu.

5° La *durée* de l'action de la kairine est fugace ; elle augmente avec la dose.

A la dose de 50 centigrammes elle est environ de deux heures un quart. Les malades accusent pendant l'apyrexie ainsi obtenue un sentiment de bien être très marqué.

6° Si on cesse alors la médication la température revient assez vite au chiffre initial ; cette *ascension secondaire* s'accompagne d'un *frisson* intense assez pénible dont la durée est ordinairement d'une demi heure, mais peut être plus longue lorsque l'écart entre l'abaissement obtenu et le chiffre où la température tend à remonter est considérable. On peut d'ailleurs *éviter ce frisson* en maintenant le malade sous l'influence de la kairine ; des doses plus faibles, mais plus rapprochées, suffisent pour cela. Peut-être aussi le sulfate de quinine à dose convenable? Dans un cas nous avons donné 75 centigrammes de sulfate de quinine trois quarts d'heure après la cessation de la kairine et le frisson ne s'est pas produit.

7° Les *urines* sont d'un vert noirâtre, ne renferment ni sucre ni albumine ; l'urée y est constamment diminuée.

Elles semblent être la principale voie d'élimination du mé·
dicament.

8° La *dose ordinaire* est de 3 à 4 grammes par jour
donnés d'heure en heure par paquets de 50 ou même de
30 centigrammes chez les sujets affaiblis.

9° Le *mode d'administration* qui nous a paru préférable est l'administration de la poudre en nature dans du
pain azyme.

10° *Pas d'accoutumance, ni d'accumulation.* Ce médicament est en général bien toléré ; les vomissements sont
assez rares, mais la cyanose fréquente à doses élevées. Il
ne paraît pas d'ailleurs en résulter rien de fâcheux pour
les malades.

11° Cet antipyrétique nous semble être *indiqué* dans
tous les cas où l'hyperthermie constitue un danger.

12° *Mode d'action.* — L'hypothèse la plus admissible
est, croyons-nous, celle qui attribuerait l'abaissement de
la température à une action ralentissante sur le processus
d'oxydation.

13° Nous ignorons la place que le temps et l'expérience
assigneront au chlorhydrate de kairine parmi les autres
antithermiques déjà connus, mais nous croyons cependant
pouvoir affirmer, avec notre maître M. Hallopeau, que
« *c'est de tous les agents antipyrétiques, celui dont l'action, à doses non toxiques, est la plus sûre, la plus puissante et la plus rapide.* »

Il ne résulte pas de là qu'il soit nécessairement inoffen-
sif et destiné à remplacer les autres antipyrétiques.

Il est possible que l'intensité même de son action le
rende dangereux, l'expérience en décidera.

TABLE DES MATIÈRES

Girat   8

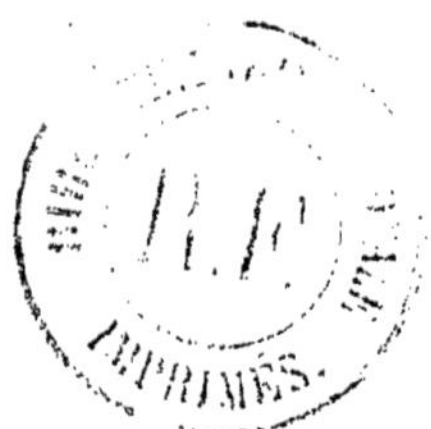

Imprimerie A. DERENNE, Mayenne. -- Paris, boulevard Saint-Michel, 52.

9 782019 263355